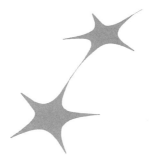

U0222981

［英］杰伊·贾亚莫罕 —— 著

景华 —— 译

Everything that Makes Us Human

让我们成为人的一切

一位儿童神经外科医生的病房故事

by

Jay Jayamohan

Case Notes Of A Children's
Brain Surgeon

生活·讀書·新知 三联书店　　生活書店出版有限公司

图书在版编目（CIP）数据

让我们成为人的一切 : 一位儿童神经外科医生的病
房故事 / （英）杰伊·贾亚莫罕著 ; 景华译 . -- 北京 :
生活书店出版有限公司 , 2024. 8. -- ISBN 978-7-80768-
482-4

Ⅰ . R726.51
中国国家版本馆 CIP 数据核字第 2024HG5634 号

责任编辑　苏　毅
特邀编辑　李佩姗
装帧设计　董茹嘉
责任印制　孙　明
出版发行　**生活書店** 出版有限公司
　　　　　（北京市东城区美术馆东街 22 号）
邮　　编　100010
经　　销　新华书店
图　　字　01-2024-1795
印　　刷　北京启航东方印刷有限公司
版　　次　2024 年 9 月北京第 1 版
　　　　　2024 年 9 月北京第 1 次印刷
开　　本　787 毫米 1092 毫米　1/32　印张 12
字　　数　185 千字
印　　数　0,001-3,000 册
定　　价　65.00 元
（印装查询：010-64052612；邮购查询：010-84010542）

致我的家人

目 录

前言　但求无伤

噔，噔，噔，噔噔，噔噔噔噔噔噔噔。

随着AC/DC乐队《回到黑暗》的开场和弦响起，吉他手安格斯·杨穿着标志性学生制服的形象从我脑海中掠过。

手术即将开始，我转向身后的大屏幕，又看了一眼麻醉大夫，她向我点了点头；然后是跟护士确认，她也状态在线，准备就绪。此时，万事俱备。

我低头看了看手术台上体形娇小的人类婴儿，拿起手术刀："开始吧。"

在我很小的时候，音乐于我而言就是十分重要的东西。九岁那年，叔叔送了我一个便宜的派伊牌磁带录音机。我用它做了很多同龄的孩子都会做的事：将单曲排行榜前40的歌曲统统录了下来。我发现，当音乐响起的时候，整个世界的噪声都会随之消失，在音乐的陪伴下我可以集中精力做任何事。只要调大音量，周遭的一切都会静止，读书和写作业也容易了很多。完成O水准考试[1]，拿到A级课程证书[2]，从医学院毕业……这些年来，如果没有耳机我什么都学不进去。这个世界太过嘈杂，而我又很容易分心。

现在，在手术室里面对一个18个月大的婴儿时，我是绝对不能分心的。为了患者，也为了自己，任何一位医生都会渴望并且一定会以最佳状态出战。面对那些名为肿瘤、脊柱裂、大面积头部外伤的"敌人"，这是阻止患者被伤害的唯一办法。我，哦不，应该说是我们，会和它们大战一场。在这个过程中，我必须从始至终保持注意力的高度集中。

一个医生并非战无不胜，也不可能战无不胜。但是，我总是竭尽所能。我始终在努力遵守医师手册上的第一

---

1. 普通水准会考，考试成绩可用来申请升入高等学校或者职业学校学习。——译注（下同）
2. 英国高中课程证书，考试成绩可用于申请大学。

条规则：但求无伤。我的一位德高望重的老师、精神上的引路人亨利·马什甚至用这句话作为自己写的一本书的书名。这是最起码的标准，我会衡量自己在此基础上能多做多少，然后回答患者和家属一定会问的问题："杰伊大夫，请问手术成功率有多大？"

父母抑制不住地担心。他们希望以最简单直白的方式了解孩子活下来的可能性有多大，希望知道他们深爱的宝贝手术的成功率有多少。他们想要一个概率，一个数字，一个百分比，一个他们可以听懂、可以理解的答案。

我不是数学家，但总是会努力给出一个答案。不管成功率是50%、90%，抑或只有10%，我都会诚实作答。数字并不重要，因为我会告诉他们："不管这个数字是5%还是95%，成功完成手术是我们唯一的目标，我们会竭尽全力。"

这个"我们"指的是手术室里所有的人：医生、护士、助理人员，当然也包括患者的父母和患者自己。每个人都要为了手术的成功而努力,另一个结局是我们所有人都不想看到的。

　　神经外科医生是我心中医学殿堂里至高的头衔和荣耀。如果说成为一名医生是为了拯救生命,那么成为一名儿科神经外科医生,则是为了帮助那些因年龄而长期被忽视的小小病人发出他们的声音,帮助他们修筑一条更长的人生之路,为他们创造一次机会,给予他们作为一个生命理应得到的尊重。

　　在我背后,年轻的主治医师调高了音箱的音量。

　　嗞,嗞,嗞,嗞嗞,嗞嗞嗞嗞嗞嗞嗞。

　　"手术开始!"

第一章 “天呐！”

今天是手术日，上午7点45分。是时候见见我的队友了。

术前病房有一点像宇宙飞船的气闸间，我们会在这里为接下来将要发生的一切做好准备。手术的核心团队成员已经到齐，除了我以外，这里还有一名初级神经外科医生和几名年轻医生。我们已经见过小小的病人和她的家属，也在过去几天里反复详细地确认了手术流程，所以接下来的会面更像是出于礼貌走个流程。一般在手术前一周，我会安排患者来医院接受专家团队的术前评估。只要不是病得动不了，所有患者都得来。我会让每一位能对手术提出建设性意见的专家反复查看患者，把术中可能遭遇"惊喜"的概率降到最低。

在术前最后一刻，我们还会再安排一次检查，主要是为了确认小朋友没有在一夜之间发生肺部感染或者其他什么状况，并确保其他参与手术的人也没有任何问题。这也是患者和患者家属在我们穿上手术服、戴上口罩前最后一次见到我们。每个孩子都是家长骄傲与快乐的源泉，让家长们确切地知道是谁在照顾他们的宝贝，非常重要。

当我们最终拿到几份同意书后，才算是真正意义上的准备完毕。所有主要的问题都在前几天的讨论中确定过，但我们还是会再次进行最后的确认："所以，你愿意接受手术风险。还有其他问题吗？"然后，我会确保每位家长都听到标准的贾亚莫罕[1]式承诺："我会像对待我自己生病的孩子一样认真对待你的孩子。"没有什么比这更重的承诺了。

如果时间卡得正好，我们会赶在早上8点整准时和团队的其他成员一起查房。查房的队伍里有四名神经外科医生，两三位和我们一起工作的整形外科顾问，以及几个低年资医生——其中包括几名主治医师和门诊医生，一两名护士，外加几名医学院的学生。整个团队人员数目可观。

如果你的身长还不及病床的三分之一，却发现床边围站着一圈约翰·拉特克里夫十一世[2]，这情景一定非常

1. 即作者本人。
2. 约翰·拉特克里夫十一世，英国17世纪著名医生。

吓人。但我还是希望病床上的孩子能感觉到我们的心意：周围这一圈人都和他是一伙儿，是要来帮助他的。

婴儿对待手术和对待其他事物一样，始终是一副昏昏欲睡、事不关己的样子。他们就像猫一样乖巧，但没有猫那么敏感多变。而父母们则完全不同，他们总是紧张到眼神飘忽，坐立难安。

在医生眼中，每位病人都是平等的，没有谁比谁更重要，唯独手术日的病人例外。早晨8:30，我结束了查房，走向手术室。

我们经常看到运动员在重要比赛前围成一圈一起鼓劲儿，对他们而言这是一种宣誓团结的仪式：所有人团结一致，齐心协力对抗强大的对手。而当一群医护人员这么做的时候，主要是为了手术时别在病人脑子里切错地方。

每次手术之前，我们会先对照"世卫单"逐项核查。这是世卫组织（WHO）为减少手术失误推出的检查清单，设计简单但十分有效。

患者信息是预先登记在电子系统里的，这样器械护士就能根据要做的手术提前准备配套的器械包。手术团队里的每个人都要在术前进行自我介绍。虽然团队里有

90%都是熟人，但也会有新来的专科实习生或护士。有研究表明，团队成员之间只要能够互相叫得出名字和职位，就可以帮助减少手术中的失误，因此，互相认识一下就很有必要了。

进行过自我介绍以后，大家会一起讨论患者情况。主刀医生会先做一个快速简短的病例汇报，并对手术计划进行说明。一般我会作为主刀医生参与手术。在一些主要涉及颅骨修复或者面部修复的病例中，也会有整形外科的同事参与进来。我们会讨论需要哪些设备，并和护士们核实是否准备好了讨论中提到的手术器械。最后，我们会跟房间里的每个人进行最后确认，确保没有其他的问题或担忧。

如果有什么想法和建议，我会直接提出来。比如*"今天患者的主要问题是可能发生的术中出血"*或者*"这个患者要严防术后感染，手术过程中要把门关好，别让学生进手术室，也别有其他人进进出出"*。即便这些都是常识，也要一再强调。

世卫组织提出，手术成功的一个重要前提就是手术团队中人人平等，组里年资最低的成员也可以质询年资最高的医生。作为大部分手术室里年资最高的那个人，遇到问题特别多的年轻人或者不擅合作又自以为是的同事时，这个前提有时会带来不少麻烦，但它背后的逻辑却很合理。举例来说，手术要从头部左侧开一个切口，而我犯了一下迷糊，要在头部右侧下刀，此时如果手术室里最年轻的学生发现了问题，也应该可以毫无顾虑地提醒："抱歉！杰伊医生，我记得你说的是从头部左侧下刀。"这种事情是发生过的，不然世卫组织也不会专门提出这种要求了。

我们会解决完所有遗留问题，直到大家都满意了才能散会。趁着麻醉医生召唤病人的当口，其他人会回去完成当天的查房。接下来的进展取决于从进行麻醉准备到患者被麻倒所用的时间。麻醉医生的准备时间越长越好，给我40分钟，我能插空看十个病人。做医生有点儿像表演转盘子杂技，能够同时转起来越多盘子越好。

如果我像今天一样是主刀，就会在其他人结束查房前抽身离开。如果躺在手术台上的是我的病人，在他们完全陷入麻醉状态之前我就会进入手术室。

每间手术室都有自己的更衣室。我脱到只剩内裤，穿上蓝色的手术服和手术鞋。为了保持卫生，医院的手术服都要用高温灭菌，会散发出一种医院里专属的味道。手术服有四种不同的型号，理论上可以满足各种身材的需求，但实际情况却是"谁都没有一件合身的手术服"。

手术鞋看起来像是丑版的洞洞鞋，如果大小合适会超级舒服。我总是把自己的那双藏在储物柜里，要是放在外边肯定会被别人拿走，特别是那些新来的学生，经常会拿错别人的手术鞋。如果要连续站七八个小时，就必须让自己的脚保持舒适放松的状态。我们曾经有过一个洗碗机改造成的洗鞋机，不过后来那个改装货坏掉了，现在大家只好又改回手洗了。

对于皮肤敏感的人来说，学医可不是个好的选择。刚到上午9：30，我就已经洗了15到20次手了。每次接触完病人，洗手；接触病人之前，洗手；在这之间，出于习惯，还是洗手。不停地洗手消毒早已成了常规操作。

手术时间近在眼前。进入手术室最快的方法是从麻醉准备间穿过。但出于对麻醉医生的尊重，我们一般会从另一个门进入手术室。时间一到，患者会从麻醉准备间被推进来。

手术室大约五米见方，通常围绕着中间的手术台设计。如果随便把我丢到哪个医院的手术室，我多半是认不出来自己在哪儿的，因为所有的手术室都拥有一模一样的便于冲洗和消毒的三聚氰胺涂层墙壁，屋顶上有一组灯，房间里有很多管道和缆线，这些管线有的用来输送氧气和其他气体，有的用来进行术中吸引，吸走血液、黏液、唾液以及其他的危险液体。大部分设备都是便携式的，方便在需要的时候推进推出。今天我得在床头干活儿，麻醉机就被放在了床尾。

手术台另一头的推车上还堆着一些别的设备，比如吸引器和电刀（一种用电流切割组织的设备，顺便一说，我觉得这是现实生活中最接近《星球大战》里光剑的东西了）。四台电脑分布在手术台周围，方便大家使用。其中一台的大屏幕用来投放扫描结果，另外一台对病人进行电子监护，还有一台给麻醉医生提供记录。当然，这是在所有机器都正常工作的情况下。

这些技术装备只要有一样在关键时刻出一次毛病，你就会彻底对它们失去信心。还好今天我们事先检查了一下。

"杰伊，我发现只有一个屏幕亮着！"助理对我说。我又不是比尔·盖茨，哪里懂这个！但我还是走过去看了看："你觉得是机器的问题还是屏幕的问题？"

"不知道。"

"帮我个忙，去十二手术室换一台过来。"

"我不去，上次就是我去换的！"

"别扯了，你才没有！上次差点被抓包的是我，不是你。"

唉，这就是在公立医疗系统[1]里工作的快乐……我也不知道为什么我们的电脑罢工了，可能是别的手术室把坏了的设备和我们的调换了，所以我们去"偷换"一台能用的也非常公平合理。一般我会派一个年资比较低的大夫去干这事儿，但也不介意偶尔自己搞点"小偷小摸"的勾当。

一通折腾过后，所有仪器设备就位，开始加载病理扫描图片。我会再次重申我们手术的目标和希望。和我一起工作的主治医师有时是刚入行的新人，有时是已经有七八年手术经验的老手，这种情况下最好能分清搭班的是谁。我本来就认识大多数高年资的，就算不认识也能很快做出判断：新手会问一打问题，而有经验的只想拿过你的工具把所有活儿都干了，这帮主治医师想把病人抢过去并不是什么新鲜事。儿科神经外科顾问的特点之一就是自己上手的活儿比其他科要多，因为这里经常会出现突发情况。即便如此，我还是会尽量鼓励主治医师参与其中。扫描结果加载完成以后，我会询问主治医师对接下来的手术有什么意见。

最后的确认工作要找护士，也就是前面提到的器械护士。大家应该都在电视上见过那种摆了一大盘子、闪

1. 这里指英国国家医疗服务系统。

闪发亮的手术器械。器械护士需要根据医生的手术计划，提前把要用到的那些工具放在托盘上。

"杰伊，这样可以吗？"主管的器械护士问。这时如果不检查一下会显得很不专业，但我知道所有手术中可能会用到的东西都已经在那里了。我低头看了看托盘里的250多个工具，这一套真的价值不菲！其中有不同尺寸的夹子，大小各异的手术刀架，不同型号的"耙子"——用来把人体组织分开的牵开器。这些工具有的锋利有的圆钝。托盘上长得像钳子的是骨钳，可以把骨头剪断或者咬住；长着大大小小耙齿的，是用来把脑组织挪开的脑牵开器。托盘里还有刮刀、吸盘、剪刀，从用来切开厚重组织的大剪子到很小的显微剪，各种型号应有尽有。这些工具可以帮助外科医生在手术中做到各种事情：探、推、拉、戳、切、抓，形态各异，很是壮观。

所有检查都搞定之后，手术就要开始了。此时我们唯一要做的就是等待病人被推进手术室，那场面就像是演唱会上的粉丝们等待明星出场。如果是快速麻醉的小手术，不需要点滴、插管或者导管，只需要利用病人完成签字的那15～20分钟的时间做准备；如果是一台比较大的手术，比如肿瘤切除，或者患者有解剖结构异常，就需要一个半小时甚至更长的时间做准备。麻醉医生不仅要负责病人的疼痛和意识管理，还需要准备适配的血浆以应对患者出现大出血。他们工作的本质是在手术过程中保证患者活着。

终于，门开了，患者被推进手术室。我和麻醉医生简单交接了一下情况，随后把患者从麻醉推车转移到手术台上，再花一点时间摆好患者身体的位置。手术可能会持续七八个小时，我们既要让他全程保持不动，还要避免这种长时间的固定可能带来的不良影响。如果他刚好压在一根电线或者硬导管上，八个小时后对应部位的皮肤就会坏死。以前我们会用很多棉絮和纱布把病人身体垫起来，现在改成用一种特殊的记忆棉，它能紧贴患者身体，根据身形圈出一个柔软、舒适、有弹性的环境。

医生还需要确保自己可以方便地进行手术操作。我们知道要在哪里开刀，但必须确认如何以最简单安全的方式进入术区，还要想清楚手术过程中应当站着还是坐着。正式开始手术之前，所有这些事情都需要先在脑子里过一遍。

神经外科手术的特点之一是"紧急"，很多患者都是打了999直接送过来的。遇到危急的病人，理想情况当然是集体总动员。我曾经和很多非常热爱医疗工作的麻醉医生或专科实习生合作过，虽然他们工作认真，但这份认真仅限于正常工作时间。于是我不得不在很多个夜晚，面对那群被我一个电话叫过来却没什么精神的队友，一个人独自坚强。凌晨三点本该睡死在床上却又不得不爬起来干活儿的时候，身边站着一个满脸愁容的队友，想要提起劲头工作着实需要不小的意志力。对于事关生死的工作来说，这可不是什么好氛围，我宁可他们大骂我一顿，然后扔下不痛快，像平时那样精神饱满地投入工作。或者更理想的情况是，他们能意识到这是一项团队工作，我们是在协力帮助病人，而不是因为半夜没有电视节目可看，才跑过来做手术解闷的。

准备手术时，音乐会在手术室里响起。我为不同的手术类型准备了不同的歌单。楼下的手术室主要做面部修复手术，我会多放些摇滚乐，因为整形外科那帮人受不了电音；现在待在楼上，我们要用各种方法对付肿瘤，电音和舞曲会帮我渐入佳境。电音中强劲的节奏能让我从真实世界中抽离，专注于眼前的工作。

就这样，一切准备完毕。

今天的病人是一个一岁的小姑娘，她的大脑有一半的空间被脑瘤占位。这是个罕见的病例，不是说肿瘤鲜少长到这么夸张的尺寸，而是她似乎根本没有感受到这个肿瘤的存在。尽管已经看过很多次她的CT（计算机层析成像）和磁共振影像，但当我在电脑上再次看到这些片子的时候，还是会像第一次看到它们时那样难以置信。

她第一次来就诊时才八周大。最好的选择显然是尽快安排手术，把这个吓人的肿瘤切掉。虽然肿瘤是恶性的，但活性似乎很低。幸运的是，这个肿瘤并没有往大脑里边长，而是向外生长。检查她的脑片可以发现，脑组织和肿瘤不是乱七八糟交织在一起，而是一半一半明确分开，仿佛太极图里的阴阳分割。两者并排生长，就像两个人挤在一辆小车的后座，很不舒服，但不碍事。

换作很多年前我刚开始工作的时候，我都不敢认定她能活到一岁——那时候的我还没见到过这么"乖巧"的肿瘤。客观来讲，现在这种情况，脑组织是有功劳的。在女孩还处于胎儿期时，这个肿瘤就开始生长了，也就是说在这个孩子出生前，她的脑组织就已经适应肿瘤的存在了。控制我们身体左侧部分的脑组织一般长在大脑的右边，但现在肿瘤已经把那块地方给占了。本来应该长在这里的大脑会被挤到别处吗？在她的颅内，这些重要的中枢神经真的被挤到了其他更便于生长的地方。儿童的脑组织有着无与伦比的构建和重组能力，具有惊人的可塑性。如果这种情况发生在一个成年人身上，他早就没命了。成年人的大脑已经定形，而这个小女孩儿的大脑却是一个活着的、不断进化的杰作。

即使如此，现在也是时候切掉这个肿瘤了。如果肿瘤以目前的速度继续生长，患儿很快就会感受到大脑被过度挤压，随之而来的将是严重的脑功能紊乱。

这是我做过的最干净的手术之一。四小时后，我们几乎完全切除了这个肿瘤，只留下一处空腔——这里本该长着半个正常大脑。手术结束时，女孩的脑部没有任何一个重要的神经调控功能受到影响。所有的神经组织都完好无损地留在剩下的、只占颅腔一半的大脑里，它们会在女孩醒来后很快恢复正常工作。这看起来很诡异，甚至可以说有些难以置信。不过事情的发展确实如我们所料。术后，女孩有一侧的身体有些虚弱，但在慢慢恢复，而且看起来对她未来的生活并没有影响。

六年过去了。每次见到这个小姑娘，我都会感慨：*天呐，我曾以为她最多只能活六个月！*但她不仅没死，还活得非常健康。她并不知道我是谁，对她而言我只是那个每年都会出现在她面前一次，拿着把小锤子敲她膝盖，然后问她一堆问题的怪叔叔，烦人又麻烦。

这对我来说并不是问题。无论重来多少次，我都希望是这样的结果。

第二章　叫我"先生"

手，每次都是从这双手开始的。

这是个有些让我困惑的现象。孩子在病魔的压迫下奄奄一息，家长们也清楚，我是能把他们的宝贝从死神手里夺回来的人。可有的家长就是意识不到，我已经拯救了成百上千有相同症状的小孩，成年以来我就一直在做这件事。他们不看我的履历，也不去深究我的手术成功率，他们只是盯着我的这双手，想从上面看出：

这就是能拯救我们孩子的那双手吗？

我能理解这种想法。毕竟，这几根手指会伸到他们宝贝的头盖骨里，很可能还会直接碰到大脑。他们当然想确定我有资格做这件事，确定我不会手抖，确定我是*干净的*。可这并不是重点，因为在手术前，我们都会仔细彻底地刷手，术中也全程戴着手套。以前医院里有过一段短暂的尝试，让我们只在每天早晨做一次像电视剧里演的那样特别细致的"外科刷手"，在后续接台的时候则只需要简单的洗手。可是，哪怕有很多证据证实这样是可行的，这项尝试最终也没能推广。毕竟，有些事情是很难改变的，比如外科医生和护士对于刷手这件事就有自己的一套流程习惯，我们需要这样做来对抗一整天的焦虑感。虽说刷手之类的事都是些表面功夫，可绝望的家长对这些事的关注度超乎想象。这是我做了十五年顾问医师和近三十年的临床工作后得到的结论。

并不是所有大夫都会在乎这些情绪，不是每个医生都能体会患者父母的感受，有的人压根就不在乎。但这些对病人和亲属们的共情，是我之所以能成为今天的我的原因，也是我选择了儿科工作的原因。这种共情的能力让我不仅愿意站在家长的角度考虑问题，还会努力去感受我的小小病人们的感受。我会想，如果我是他们，会是什么感觉呢？有没有什么办法能缓解难挨的病痛呢？

我会习惯性地想要为我的患者做一切能做的和该做的事。不过，我并不是一开始就这样，当初并没有人这么教过我。

十八岁的时候，我选择了去伦敦帕丁顿的圣玛丽医院读医学专业。我的生物老师建议我去牛津，我也认真考虑过这个选择。但校园参观之后，我觉得牛津对那时正处在青春期的我来说太传统、太安静了，我喜欢大城市喧闹的舞台。在后来的人生中，这种想法如何一步步改变也是一件很有意思的事。虽然六年的医学生生涯很漫长，但在拿到医师资格证之后，我很快就意识到学海无涯，就算再学上半个世纪也还是会有自己不了解的知识。这么多年过去了，我依然在坚持学习，当然这是因为我后知后觉地意识到书到用时方恨少，而当时年少无知，只觉得自己什么都懂。

我曾经年轻气盛，充满自信与激情，渴望改变世界。换句话说，是个标准的青春期男孩。后来我惊讶地发现，这个领域的目标其实比我想象的要低一些。现代医学之父希波克拉底曾经如此概括：但求无伤。（好吧，这话确实不是他说的，但咱们也别争了，因为医生们都喜欢用这句话作为希波克拉底誓言的浓缩版。）这句话的意思说白了就是，"别搞砸了"，仅此而已。所有的医生首先最应该做的就是别让情况变得更糟糕，除此之外的都是锦上添花。的确，我们得从最开始的地方一步一步走，对吧？

我念书的时候，医学院的课程覆盖面很广。虽然这么说可能显得我像个书呆子，但我真的喜欢所有科目！每周的新课题都会给我的生活带来新的目标。我就像一只冲向激光笔光点的小猫。*喵！亮亮的！喵！又出现*

了！我想抓住它！追呀！抓住它！

就这样，我一直拖到第五年才确定了自己未来的专业方向，至少当时我以为自己有了决定。在学生生涯的倒数第二年，在经历了将近六年的艰苦奋斗和借酒消愁之后，作为医学生的我们终于尝到点儿甜头：自主申请一次为期三个月的专科学习，福利是大家可以自由选择学习地点。我的大部分同学选了牙买加、泰国或者澳大利亚这类度假胜地，而我选了伦敦皇后广场的国家神经科学和神经外科医院。这家医院跟学校在同一条街上，在其他人看来，这可能是个奇怪的决定。

我说服自己的理由是，这家医院在我当时最感兴趣的神经病学方面声誉显赫。神经病学是有关脑部疾病的医学，我对这个领域的热情持续了很长一段时间。很多医学生会在自己的书架上放一个标记了不同脑区的颅骨模型，看起来有点像那种牛肉部位分割图。有人觉得这是对头盖骨下边那片区域的准确模拟，这种想法可以理解，因为在19世纪早期，大部分专家就是这么认为的。可事实上，这个模型的绝大部分并不准确。

人类早在古埃及时期就发现了大脑脑区和身体特定功能的关联。一位名叫埃德温·史密斯的美国古董收藏家发现了一张有近四千年历史的莎草纸文稿，其中记载了一些内容，上面是对神经外科伤口和治疗的描述。比如"如果一个人的太阳穴受了伤且不能说话，这个伤是无法被治愈的"，他们显然知道语言中枢就在这个区域。此外，上面还列出了脊柱损伤的不同表现，并对每种损伤的预后给出了惊人准确的评估。有很多类似的珍贵资料都诞生于几千年前。人们猜想，这些知识应该来源于对那些在战争中受伤的人的观察。在当时的条件下，医生们通过观察自己的病人，将获得的信息汇总起来并得到如此精确的记录，不能不让人惊叹。试想一位医生一边看着病人一边自言自语："好吧，这个人动不了了，他的头部有个洞，这两件事一定有某种关联。"他们把这些都记录下来，随着时间的推移，人们以这些知识为基础，建立了人类最初对神经科学的认知。

和很多现代科技的进步一样，人类探索的驱动力大多出自战争的影响而不是单纯对健康的渴望。涉猎神经外科的并不只有古埃及人。考古发现，三千年前在中美洲和南美洲，人们就曾使用过颅骨钻孔术——通过在颅骨上开洞引流出有害的积液。那个时代能有这样的神经外科技术简直不可思议，这也更让我觉得神经科学是一项有价值的事业。

治疗神经系统疾病要动脑思考，针对某种情况做多方考虑。这对病人来说是好事，也是我沉迷于神经科学的原因。神经科学要求医生擅长演绎推理，我们需要通过检查病人发现问题所在，还要判断病情进展的程度和它对病人生理功能产生的影响。这就像一个填字游戏，线索就摆在那里，但你能不能把答案解出来呢？一个神经科学领域的医生要让华生和福尔摩斯在自己身上合二为一。我真的太喜欢这种谜题了！它们和我对话，向我挑战，并且终将被我解开。

不是所有人都喜欢这种解谜的感觉，我的很多朋友就更喜欢骨科。我不想评判他们，但骨科有什么挑战性吗？"你的腿折了，这是X线片，看这儿，确实折了。任务完成。"

当然，现在我也知道骨科是很复杂、很有挑战性的，但年轻时我确实没看到这一面。毕竟，在学校接触这门学科的时间只有两三个月甚至更短。

我不喜欢那种答案就在明面上的事情，而是更喜欢坐下来仔细思考并寻求解决方案的过程。我更想当一个脑力劳动者，而不是流水线上进行重复操作的机器。但慢慢地，我开始怀疑，这样就足够了吗？

福尔摩斯毫无疑问是最伟大的演绎推理侦探，同时也是个毫不手软的拳击手，就像黑暗骑士一样。他不仅拥有惩奸除恶所需的理论知识，关键时刻还能亲自上阵解决问题。但是，在神经内科，一旦患者病情有所缓解，我就得去坐冷板凳了。"神内"作为一门学科的问题在于，虽然它要求演绎推理的部分让人满足，治疗的选择却非常有限。如果我只能给病人开点药，看看是否有效，而不能亲手帮助他们，多少会有些无力感。这种感觉就好像是站在药店柜台前的药剂师，甭管病人说什么，最后都只能递过去一瓶布洛芬，仿佛我并没有真的参与治疗，只是个开药的工具人。这些想法大概源自一种年轻人对站在舞台中央的渴望。

但是，我想，*如果我能偶尔出出汗，正经出点力气呢？这才是我想深耕的专业领域。*

专科学习到第三个月的时候，机会竟然不请自来了。当时我正在皇后广场的餐厅排队，一边想着点一份当天的特价菜配薯条，一边跟几个朋友抱怨这个专业的缺点。

"我觉得自己什么实际的都没做。学医应该是治病救人，而不是天天看书，我想实际动手做点儿什么。"当时一起聊天的是一群神内的希望之星，所以我也没指望从他们那儿获得什么共情。随后我发现，不仅是我神内专科的同仁，其他人也不会同情我。

"别再抱怨了！"一个声音从我身后传来。我转身看去，他的工牌标示出他是学校里一个高年级的神经外科实习医生。"如果你真想上手，就别在这儿嘟嘟囔囔，去干点儿实事！有本事来我们这儿当个神外大夫，弃暗投明吧！"

我以前从来没被陌生人这么教训过，愣在原地足有一分钟。等我反应过来的时候，午餐队伍已经往前移动了一大截，那个人都快到收银台了。我犹豫了一下应该先拿辣酱还是先去追上他，后来决定两样都要。我抓起餐盘，扔给收银员五块钱，拔腿冲向这位新导师。相遇即缘分。我很欣赏这家伙的气质，他有一种我从未在其他医生身上见过的骄傲。那种气质很迷人，真是令人陶醉。他正是我想成为的人。

"你自己考虑一下，"他说，我追上去的时候，他都没怎么抬眼看我，"过来看看我们做什么。可能是你想的那样，也可能完全不是一回事。"他说可以让我去参观他第二天的手术。

十八个小时以后，我亲眼看他剖开了一个年轻女性的头颅。我想要成为他们中的一员，这种渴望对我来说如此清晰明确。这个人不是那种推理一番，然后给病人开几片药等疗效的医生，他是那种找到问题的关键，然后自己动手解决问题的人。

他不是开药的工具人，他*自己*就是药。

我的未来在这一刻确定了。虽然我已经拿到了毕业证书，但我依然需要学习如何成为一名*真正的*神经外科医生。

世间的一切理论规则都不能帮你解决象牙塔外的问题。取得医师资格证之后，选择具体专业之前，每个医学生都要进行一整年的基础内外科训练，什么都要接触一点儿。换句话说，就是要先在大轮转中经历一轮社会的毒打。我又一次避开了世界上那些有吸引力的地方，选择了伊灵医院（Ealing Hospital）。和其他菜鸟一样，我以为自己什么都知道；和他们一样，我很快也被打回原形，意识到自己只是什么都不知道的琼恩·斯诺[1]。

轮转包括六个月的普通外科实习和六个月的内科实习。一个初出茅庐的医学生要学习怎样成为一名医生，而且要很快学会。在我作为医生第一次值班时，他们让我"拿"一些扑热息痛。恰好旁边的药柜里就有一盒，我抠出来几片递了过去。

1. 琼恩·斯诺，美剧《权力的游戏》中的角色，对应剧中著名台词"琼恩·斯诺，你什么都不知道"。

"小伙子你干吗呢？"主班护士问我，"你不能直接把药拿出来啊，你得先开医嘱处方。"

"好吧，"我说着，并准确地写下"两片扑热息痛"，"给你。"

她翻了个白眼，然后笑了，"你不能写'两片'，你得写'1克'"。

"是吗？六年了没人跟我说过要这样呀！"

"所以你要在这儿学啊！"

需要用质量来计量药片只是个开始。大部分教科书上是不会写这些的，只能在实践中学到。我给上百个病人做过体检，开过几千份验血单，也听过无数次心跳。谁也说不清楚，为什么得了同一种病的人能有那么多不一样的体征。而在学校，所有的教学模型看起来都是一模一样的。这些都是学习的一部分。

公立医疗系统里时间和资源的紧俏意味着这里留不下慢性子的人。尽管大部分人都很友好，但没有人愿意带一个菜鸟轮转医。他们的想法总是明明白白写在脸上。有什么道理不去严格要求新人呢？他们自己以前也都是以最快速度去学会这些的。既然他们可以，我也没理由做不到。

我需要快速地学习和吸收，也没有温习的时间。基本上所有东西，他们都只教一次。即使没有记牢固，我也不敢问第二次。这样的文化被一位医生简明扼要地总结为"看一次、做一次、教一次"。如果只是需要开医嘱处方，这确实是可行的。但当半年后我们轮转到了外科时，遇到的医疗风险就高了一些，希波克拉底的那句话也终于展现了它的意义。在外科，我们要处理病人的脏器。那不是乐高，也不是鬃毛积木。外科的活儿更像是叠叠乐，稍有失误就会全盘皆毁。外科医生可不是魔术师，他们中的一位曾经说过："我们不相信奇迹。如果还有疑虑的话，就先什么都别做。"

但求无伤。

每个菜鸟医生都要经历一整年轮转。无论你有志于成为一位全科医生、妇产科医生还是未来的肿瘤专家，都要以这些冷冰冰的现实作为开端。如今大轮转已经延长到两年的时间，但我觉得即使时间再翻一倍，也不足以让年轻的医学生对医学院以外的世界应对自如。

参观那台手术只是让我下定了专攻神经外科的决心，但在开始神外之旅以前，我还需要跨越另外两年的障碍。这个时候，"杰伊医生"已经晋升为高级住院医师，可以上手处理医院的各种事情了。这次提职要去的医院还是可选的，我挑了位于萨里郡的金斯顿医院（Kingston Hospital）。

在金斯顿，我的第一个轮转部门是急诊室。我曾经觉得发止疼药这样的无聊工作是一种折磨，现在的处境则截然相反了。去过急诊室的人可能会发现出诊的医生都看上去有点儿吓人。老实说，有很长一段时间我都不知道自己在做什么。如果在考试中给我出一堆罕见且看起来随机的症状，我肯定能拿高分："患者情绪不稳定，还有闻起来发甜的尿液和耳屎？那肯定是一种叫作支链酮酸尿的代谢疾病。老师，我认为这个病人患有枫糖尿病。"（真的有这种病。）

但是，如果在周日凌晨1点盯着一个个活生生的病人，试图从他们对病情的混乱描述中捕捉真相，压力可就不太一样了。那些描述里总是有太多可能性和太多干扰。不过幸好有护士帮忙，他们拯救了我很多次，绝对称得上是急诊科的主心骨。一名经验丰富的急诊护士比睡眠更有价值！顺便一提，那段时间我真是发自灵魂地感到缺觉。

急诊室是医疗系统的最前线。急诊室的医生时时刻刻都在忙着"救火"。虽然这是整个医疗系统中非常有价值的一部分，但并非我想做的方向，之前轮转了六个月

的普通外科和骨科也不是。*不是这些，我想，我的未来*
在神经外科。我想成为一名"先生"。

很多国际同行（包括很多我的病人）认为英国的医
疗系统有一点比较奇特：一旦你获得了外科医生的资格，
你就超越了"医生"这个头衔。很多人出于优越感和虚
荣心，去深究英伦奇谈。和他们一样，医生们也很喜欢
追溯传统的起源。

在18世纪，成为医生需要先取得医学学位，理论
上这是博学的象征。而实际上，经常有骗子以低廉的价
格在国外镀金或者通过函授方式获得学位。这个学位到
底是怎么来的并不重要，关键在于，它能赋予他们一个
"医生"的头衔，以及一个在有限范围内开具处方和收费
的权利，这可是很大一笔钱。

医生诊断之后，偶尔会有病人需要一些要见血或者
动骨头的操作，这时才轮到外科医生出场。其他情况下，
外科医生甚至算不上医疗工作者。他们更像是屠夫，或
者更准确地说，像是理发师。

那时候，当一位病人需要处理膀胱结石或者拔牙时，
会被送到平时理发的地方。这就是为什么现在的理发店
门口常常会竖着一根红白条纹的柱子，这种鲜血和绷带
的象征昭示着他们先辈操持过的"副业"。

那时临床医疗中很糟糕的情况是，医生并不愿意亲自动手去做手术。他们认为接触血腥有失身份。真正做外科手术的人也不需要医生的资质，而是需要肌肉，那是有学问的人不一定拥有的东西。如果患者被诊断出足部坏疽，就由当地的理发师往他嘴里塞一条皮带，然后四个壮汉会把他按倒在地，等着理发师抽出长锯。那个年代的医生是绝不想和这种工作扯上关系的。

直到19世纪，随着消毒剂和麻醉药的出现，手术才开始摆脱人体酷刑的标签。人们才会主动向外科医生倾诉："我觉得我可能病了。"随着外科的发展，外科医生作为一种职业变得越来越规范化和专业化——也变得不那么致命——专业医疗领域终于把这个曾经的害群之马拉回了自己的屋檐下。虽然成了"合法"成员，但是外科医生并不想与那些曾将自己视如粪土的人为伍，所以他们拒绝了"医生"这个称号，依然选择以"先生"自居。现在，在英国与前辈们团结一致的我们，仍然做着同样的选择。我也不例外。

经过六年的艰苦奋斗，我终于成为一名"医生"，可我迫不及待地想要甩掉这个称呼。

在绿树成荫的温布尔登的一家医院里，我终于得到了神经外科的实习机会。通过初级外科考试后，我的头衔也随之改变。我开始对身边的人说："叫我'先生'。"这给我带来了莫大的快乐。这个头衔变化的背后是太多难以想象的艰辛和努力，虽然听起来很幼稚，但我认识的所有外科医生都会因为这个称号而兴奋。

和我合作过的神外医生有五六个，他们中的一部分人后来和我十分亲密，其中包括一些顾问医师和快结业的高年资专科实习医生。他们都有自己的强项和缺点。有些虽然不情不愿，但还是会允许我做做跑腿和观摩手术以外的工作。另一些虽然很有人格魅力，却会阻碍我做出实际的医疗贡献。不过他们都有一个共同点，那就是坚信自己是在做最顶尖的医疗工作——这个"顶尖"不仅是指他们做着最尖端的工作，也是对实施手术的部位的客观描述。那种趾高气扬的感觉可不只存在于皇后广场的食堂那个改变了我职业规划的家伙身上。就像其中一个神外医生在手术中向我坦言的那样："所有医生都有上帝情结，但我们是唯一一类值得拥有它的。"

我理解他们的意思。人的心脏固然重要，但归根结底，它只是一个泵，一个完美的灌注系统。大脑则是一个控制网络，无论想做什么，都要先跟大脑说——哦不，不行，因为语言也归大脑控制。

我承认，我当时陷入这些天花乱坠的说法中无法自拔。与此同时，我的哥哥正在接受心脏外科医生的培训。我们在专业之间一直隐约存在着一种竞争，而对于这种巨大的分歧他也从不让步。他坚信自己的专业才是更伟大的那个。后来，在我们一起深入接触了他们科的一位同事后，我才明白其中的缘由。

我还记得我爸打电话说他要做一个三重心脏搭桥手术的那天。那时他还年轻，一直很健康，也不抽烟，所以听到消息时我很震惊。虽然我们父子三人都在医学领域工作，诊断结果说他随时可能心脏病发作，但手术依然要在等候名单上排好几个月。这委实离谱。但所幸他有医疗保险。我一直不理解为什么一名医生还要买保险，直到看到心脏手术的排队情况，我马上明白了。我爸很清楚公立医疗系统承受的压力，一旦遇到这样的事情，付费医疗才是唯一可行的办法。既然我们要自费，我在心外科实习的哥哥就很清楚应该请谁来做这台手术了。

手术那天，我和哥哥一大早就来到医院陪着妈妈，给她提供精神上的支持。我爸被推进手术室时看起来精神饱满，我也镇定自若。但随着时间一分一秒过去，我的信心开始逐渐动摇。尽管也算是身经百战，但一想到一个陌生人正在把手伸进我爸的胸膛，我就很难安下心来。

我记得我问哥哥："我知道你在他组里做主治，但你确定他能行吗？"

"我跟你说过了，"他说，"他是最好的，别人都不如他。"

"好吧，希望你是对的。"

那是漫长而煎熬的5个小时，我们能做的只有等待。我在最开始的60分钟里已经把地板的每一寸都踩了个遍。中间除了匆匆去了趟医院大厅里的超市，其他时候我都心不在焉地盯着窗外。最后，我还是没忍住问道："怎么这么长时间？"

"我确定一切顺利，"哥哥说，"他们只是精益求精。"

"是啊，你说得对，我们也不希望他们赶时间——哎哎，等一下！"我把他叫到了窗前，"这是那位医生吗？"

我隔着窗户看到楼下的一个身影，显然就是给我爸做手术的外科医生，此时他正爬进一辆小轿车里。"他在那儿搞什么鬼！"我问道。

"肯定是做完手术了。"哥哥回答。

"那他都没屈尊过来跟咱们说一下具体情况？你不是他手底下的主治吗？"

尽管我哥哥选择了帮他说话，但他也和我一样，为那个大夫甚至没有过来打声招呼感到愤懑。我们可是在这儿等了快六个小时了，现在都还不知道爸爸人在哪里，是不是还活着。我已经忍无可忍了，沿着走廊跑过去，正准备痛骂某人的时候，麻醉医生从手术室走了出来。这位也是我们精心挑选的。

"啊，你在这儿呢，"他说，"我正准备去找你。"

"我爸爸还好吗？"我赶紧问他。

"看起来问题不大。接下来的24小时至关重要，不过手术的过程很顺利。"

"谢谢，谢谢！"我说着，"当然如果是直接从外科医生嘴里听见这消息就更好了。"

"哦……你别在意这个，"这位老哥说，"他不太擅长和家属沟通。反正在手术台上做的工作才最重要，对吧？"

"对对，没错，"我说，"我也这么觉得。"不过这是我职业生涯里第一次对此感到不太确信。

第二天我爸爸出现了肾衰竭。这和我们那位离谱的外科医生的技术没什么关系，老实说他的水平确实很高。但我连告诉他的机会都没有，因为后面这些天他压根儿没在我们面前出现过，甚至没来看一眼他的病人。作为对比，那位麻醉医生反而像个爱管闲事的邻居，一直忙前忙后。

显然我哥哥也和我一样担心，但他不愿听到对他前任领导的任何微词。抱怨这个主刀医生就相当于攻击整个心外科。

"估计你们那帮人也一样，没准还不如他。"他非要这么说。

"你都不知道自己在说什么，"我说，"我从没见过哪个神外大夫对自己的病人和家属这么不管不顾。"

"好吧，我敢肯定你会见到的。"他笑道。

很不幸的是，没过多久事实就证明了他是对的。

那种坐在廉价沙发里、满头大汗地喝着劣质咖啡的感觉深深地教育了我，或者说，直接让我体会到了作为患者家属的感受。毕竟自己的爸爸成为病人已经足够糟糕了，而如果病人换成自己的小孩，这种恐惧和焦虑怕是要加倍放大。没人想在生活中经历太多这样的事情。所以我明白了，尽可能帮助病人的家属减轻焦虑和恐惧，也应该是我们工作的一部分。

外科实习其实更像是学徒制。很多东西从书本上学不到，所以才需要没完没了的实习轮转。一开始，作为低年资实习医师，我们需要花很多时间检查大量的病人，以及处理病房的各种杂事。基本上就是学习各种事情的处理规则和流程。在神外，我们可以去手术室参观，但"只许看，不许碰"。和其他专业的低年资医师参与手术的程度相比，这是段非常"降职"的经历。我几乎可以单独完成腹腔手术的很多步骤，但在神外实习的时候却只能老老实实看着。

这样挨过一年，我才有资格开始真正参与一些手术，学习一些操作，比如缝合伤口和操作吸引器，都是一些没什么风险的步骤。每次学习新操作的时候，都会有一个高年级实习医师或者顾问医指导——通常是两个都在。尽管他们不承认，但包括老板[1]在内，所有人在第一次做任何操作的时候都会非常紧张。不过一旦顺利完成，下一次我再做的时候他们就不会那么严格地看着了。

有一次，我在半夜轮到值一线班，主要任务是接听各种急诊电话。结果，那天真来了一个急诊，我赶紧呼叫了和我一起值班的高年资实习医师。他带着病人上了手术台。整个流程符合预案，行云流水。但紧接着，电话又响了，我从电话里了解到患者的既往病史和检查结

---

1. 在医学生实习的时候，负责指导的高年资医师既是领导，也是老师。本文中"老板"也指导师。

035

果。电话是另一个医院的主治打过来的，他的声音听起来疲惫不堪，显然已经被折磨到了极点。

鉴于那名二线高年资实习医师正在忙着，我先打电话把事情细节完整快速地汇报给了三线领导。作为领导的顾问医除了日间工作以外，还要随时待命，所以他们即使在家里也要给出临床意见和帮助。我满心以为他会说，"你先检查一下病人，我马上到"。但他并没有。

"你以前看过这个怎么操作对吧？"他说。

"是的。"

"太好了，我觉得你可以自己搞定。"

"搞定？您的意思是让我自己做吗？"

"你是想当个外科大夫的对吧？"

"嗯，是的，当然了！"

"那这就是你的病人了。让我看看你做得怎么样。"

我在震惊中挂了电话。终于！终于实现了！经过这么多年的梦想和等待，我终于可以自己治疗我的病人了。我当时很激动，为这个重要的时刻我做了充足的准备，坚信这个病人，这个人类生命，这个把自己性命交托在我手中的人即将从英国最伟大的外科医生这里得到帮助！

我准备好了，并且信心十足。

但可能自信过头了。

第三章 看一次，做一次，教一次

我看着这个全身各处都散布着肿瘤的患者，他的淋巴瘤已经扩散到了全身。他虚弱不堪，正在病魔面前做着最后的挣扎。我不知道为什么他这时候才来我们医院，他的病情恶化很显然已经不是一两天了，几乎到了最后时刻。如果不采取措施，他活不过24小时，就算我们竭尽全力也只能帮助他延长几个星期的寿命。如果想让他坚持几天，和家人做最后的告别，必须立马给他手术。意料之外的是，这个要为他做手术的人竟然是我。

　　我的老板好像不太想来做这台手术。这位高年资实习医师正埋首于他自己的一台手术。现在正是我站出来的时候。

　　*看一次，做一次，教一次。*我脑子里一直重复着这句话。医院里的逻辑一直是：既然眼睛已经会了，手就该会了。

　　我环顾四周，看到了之前搭档过的麻醉医生，她看起来非常镇定。台上的器械护士也有超过二十年的器械配合经验。虽然我是个新手，但不代表这台手术里没有经验丰富的专家。

这个术式我大概看过五次，还作为助手参与过两次。手术并不复杂，只需要把一根引流管插到病人的颅内进行引流。扫描的片子显示，患者的大脑中本应分布脑脊液的脑室形成了积液。我可以从他的右侧前额区域穿刺进入，这里相对不那么重要，因为所有主要的语言功能区都在大脑左侧。就这位患者来说，穿刺右侧前额区域就是我们经常被迫做出的所谓"最不坏"的选择。关于最佳穿刺点的问题，已经在教科书和那些我观摩过的手术中出现过很多次了。

病人身上盖着绿色布单。我们以前用这种单子当铺巾能用上好多年，翻来覆去地洗了用、用了洗。破了就打补丁，补丁越打越多，但就一直用着，直到它们烂到一定程度才会扔。烂到什么程度呢？可能就跟我那条"战舰灰"的内裤差不多，你懂的，就是穿了很久破了一堆"舒适洞"的那种。不过，现在医院都是用一次性的无菌单。这可比之前又是洗又是搬来搬去的省了不少人工，但这么多一次性纸制品是不是环保就不好说了。选择权并不在我。

言归正传，这位肿瘤患者头部要接受手术的部分暴露在外，消毒完毕，一切准备就绪。

我看向麻醉医生。"他归你了，"她说，"我们这边都准备好了。"

器械护士温蒂把手术刀递了过来。我在穿刺点周围做了一个马蹄形的切口，然后剥开了皮肤。那块皮肤垂下来，露出需要钻孔的头骨。我看向温蒂，她预判了我的行动，手里正握着我要用的钻头。

这个手术的关键在于不能钻得太深，否则一不小心就会捅到大脑，造成无法挽回的损伤。我像之前在手术观摩中看到的那样设置了程序，如果不小心钻深了，器械就会自动断电，以保证万无一失。

设置完毕，准备就绪。*深呼吸。*

在石膏墙上钻过孔的人都感受过钻头钻穿墙壁进入空气那一瞬间的落空感。不过眼前钻头伸入的不是空气，而是颅腔。我钻得很慢，但在阻力消失的一瞬间还是吓了一跳。我关掉钻头，并打开了大脑周围的纤维囊，也就是硬脑膜。

接下来，温蒂把脑室引流管递到了我手上，我需要把这个管子插进大脑中央吸出积液，就和把一根吸管插进椰子中间吸椰汁差不多。我一边把管子往里送，一边看着侧面的刻度：4厘米了，还差1厘米。之前的观摩中引流管会插入5厘米深，现在管子已经伸到比较危险的地方了，我必须谨慎地前进，稍有偏差导管就可能离开液体腔进到非常脆弱的脑组织里。现在读到这段手记时，我会觉得这些让人紧张的措辞有点夸张，但是过了学年之后回想，那初次操作的恐惧却是真实的。而当时，我知道即便自己出错也不会有白衣骑士前来救场，心里很是慌张。但很快我就意识到，作为手术室里唯一一个穿着酷炫的蓝色手术服的人，我是那天唯一的救世主，那种感觉至今仍令我记忆犹新。

我紧紧盯着引流管上的刻度，知道不用一秒就可以让导管进完剩下的距离。一个人的性命正在我的手上，绝不能有任何闪失。我经验不多，还紧张得要死，摊上我给他做手术并不是他的错。可对我来说，这台手术是一种优待。能够给一个人的大脑做手术，并拥有扭转乾坤、拯救生命的机会，是我期待已久的重要时刻。

终于到了5厘米的刻度线，我听见自己长舒了一口气。引流管中间有一根在穿刺中维持导管硬度的导丝，我拔出导丝，积液顺着导管流出来。我彻底放松下来，接下来应该很快就能看到病人情况的改善了。

"现在我们只要等他醒过来就好了。"麻醉医生说。

我下台洗了手并换下了刷手服，带着难以抑制的喜悦之情走出了手术室。如果我会跳舞蹈家弗雷德·阿斯泰尔的踢踏舞，肯定会一路跳着离开。我心里美滋滋的，这是我的第一台手术，是初次考验，是我作为一名神外医生的舞台首秀。

没错，我的手一直在抖。事实上我整个人都在发抖。但这不重要，重要的是我在手术台上没有动摇。我镇定自若，教科书般地完成了一切，简直是"稳健的埃迪"[1]本迪。我站在世界之巅，大脑高速运转着，告诉自己：我刚刚进入了一个人的大脑，那是他生理意义上的灵魂所在，这台手术救了他的命。

我简直就是为此而生的！

回到正常的工作节奏有点难，毕竟这个世界并没有像我一样刚刚迈出伟大的一步。

"嘿！我刚做了我的第一台手术！"

"哦，真棒……把那个栓剂和呕吐盆递给我，这哥们儿上吐下泻的……"

大约一个小时以后，我跑到重症监护室准备看看我

1."稳健的埃迪"，澳大利亚喜剧演员，患有大脑麻痹症，他的喜剧是围绕着自己的缺陷展开的。

的病人。我满心以为会看到他正坐在那儿和家人一起聊着天吃水果。可病床边的氛围却比想象的低沉。

"他什么时候能醒过来呢？"他的妻子问道，"我们什么时候能带他回家？"

该怎么回答呢？ 老实说我以为他已经醒了。"是这样，他做了一个大手术。手术进展顺利，但每个人恢复的速度和自身状况有关。另外，癌症让他的身体很虚弱，所以可能会需要更长时间才能苏醒。但是引流一直很通畅，他的颅内压现在应该已经恢复正常了。"

值夜班是正常工作以外的附加任务，所以很快我就从夜班急诊状态无缝衔接到了白天的日常工作。带我的高年资主治医师有一大堆琐事等着我来处理——写出院小结、办理转院，还有很多更琐碎的杂事。我尽可能认真完成，但脑子里其实一直只想着一件事：那张病床，那个病人，那台手术，那个我作为医生的历史中最重大的一个注脚。

老板说要查房的时候，我丢下手头所有的活儿跑去参加。这不是晚上三线听班接我电话让我做手术的那位，但我很想向他展示我的成果。接下来我们用一个半小时转过医院的各个角落，最后走进了重症监护室。那里躺着我的病人，我的声誉。

顾问医拿起他的病历时认出了我的名字，但我的注意力并不在那里。"您觉得这个病人现在应该醒了吗？"我问他。

他看了看病历信息，"嗯……确实，理想情况下是该醒了。"

他向周围的护士和专科实习医生提了一连串问题，询问了更多的信息。他还要求再给患者做一次扫描检查。我们查完了剩下的病人之后，一起去看了检查结果。

我站在那里，仿佛等了几个世纪，等到了时间的尽头，等到整个人几乎要爆炸。这个时候，他把我拉到了一边——后来我才明白，这是个非常善意的举动。"我觉得他醒不过来了。"在家属听不到的地方，他如实相告。

"这不可能，"我有点儿语无伦次，"我是这台手术的主刀，我确定每个步骤都做得没问题。"

"但是，"顾问医说道，"这个病人永远醒不过来了。"

这是我一生中最糟糕的时刻。我只想蜷缩到病床上，在我的病人旁边，把自己生命的开关也一起关上。

病人的扫描结果讲述了一个可怕的故事。的确，积液产生的压力得到了释放，但这也导致被肿瘤侵蚀的脑组织周围的脑脊液压力急速下降。虽然颅内高压会用它自己的邪恶方式致人于死地，但没有了这种压力，肿瘤上的血管也会瞬间失去禁锢，释放大量血液进入脑干——维持生命体征和意识的核心区域。这是一次严重的大出血。虽然这场悲剧并不是手术失误造成的，当时我也确实必须做这台手术，但这并不能减轻我的负罪感。

"怎么说呢？你也预料不到会这样。无论如何，这不是你的错。"他盯着病历补充道，"他活不了几天了。要说这台手术改变了什么，就是你把他从充满病痛的世界里拯救了出来。"

我跑到神经外科那层去找我的另一位导师，曾经指导我、托付我完成这台手术的那位。我在敲门前已经打好了辞职的腹稿，毕竟这台手术缩短了一个人的生命。换言之，这与希波克拉底"但求无伤"的教诲完全相反。

我诉说了我做的一切和最后可怕的结果。讲完以后，那位顾问医只是停顿了一下，摸着自己的下巴说："这种事时有发生。"

"是的，但这是我的错。"

"这不是你的错。你做的每一步都是正确的。他很幸运，起码你是在尝试拯救他的生命。我觉得他大概命数已到。从这个病例中吸取教训，然后往前看吧。"

大家对我如此宽容,这让我十分惊讶。

我有些错愕地离开了他的办公室。没有被丢到火刑架上接受审判,让我卸掉了一些心理压力。这位病人的去世对我打击很大,同时,我也对导师们的宽容感到疑惑。如果我在一个生产回形针的工厂工作,放错了一批货,他们告诉我别纠结这个,那问题不大。可我们是外科医生啊,是被大家信任、负责救死扶伤的大夫,这显然和在工厂工作是不一样的啊!

我回想起我爸的那次手术。我还记得被主刀忽视的时候我们有多崩溃,就好像我们一家和他毫不相干一样。*他们真是把自己当成上帝了,我想,他们真的以为自己不需要给任何人回应。*

在一位高年资主治医师的陪伴下,我忍着胃里的翻江倒海,下楼去向患者家属讲述了发生的一切。概括而言就是我完成了手术,但是出现了一些"意料之外的并发症"。这种对并发症致死的保守说法算得上英国特色了。他的家属听我讲完之后,对我的真诚和所做的努力表达了感谢。他的妻子说,如果不做这台手术,他也会死的,至少我们为拯救他的性命做了尝试。就是这样。

那台手术给我带来的心理阴影一直挥之不去。可我发现自己并不想走出这片阴影，不想丢掉这件事给我的教训。在温布尔登的生活非常充实，我并没有那么多的时间沉沦于此。我感觉那几位顾问医都在故意想办法让我忙起来，他们拿来一堆新的病例让我进行准备工作和会诊讨论。我开始去细致地了解患者的诉求，专注于让患者和他们的家属随时了解最新的进展，直至手术开始。

老实说，我感觉那时候的自己像一个淘气的小孩儿，需要被安排到忙得脚不着地才不会惹事。后来我才明白，导师们只是想让我知道，总有源源不断的病人在等待救治，而我需要有能力处理自己低落的情绪。神经外科并不是一个简单的学科，我需要学会像走钢丝一样去平衡两种心态：一方面努力去救治我的病人，另一方面又不能被潜在的并发症和将要遇到的困难击倒。很多患者都会出现并发症，其中也包括我的病人。我必须学会接受这件事，然后不断前进。如果因为害怕出现不良后果而无法完全切除一个肿瘤，或是没有处理本该处理的脑积水之类的状况，抑或是基于其他各种并发症的可能而过于谨小慎微地处理病人，我渴望治病救人的职业生涯就会停滞不前。毕竟，即便是那些最"简单"的脑部手术的知情同意书上面也会写满各种可能出现的并发症，这是有原因的。

请克服困难，贾亚莫罕，起码你不是那个可怜的病人……

完成第一台手术以后又过去了3周，我被安排去观摩学习院里一位顾问医的手术。这次的患者长了一种叫作胶质母细胞瘤的肿瘤，我之前见过很多次。它是最恶性的脑部肿瘤之一，绝大多数患者即使及时接受手术和放射治疗，也只有9个月到1年生存期。接受这台手术的患者已经完成了"患者热身"，我帮助他进行了所有的术前检查和评估，还在病房和患者以及家属谈过话，对他们的情况知根知底。当天带我的导师应该知道这些情况。我们准备妥当差不多要开始的时候，她突然对我说："你看，你把各种事情都做好了，要不要和我一起做这台手术？我可以带你完整过一遍。"

"真的吗？我很愿意！"

我从没奢望能在职业生涯这么早期就参与一台肿瘤手术。这是我们工作中最棘手的情况。能有机会做肿瘤手术真是太棒了。事实上，上次之后，大家还能信任我做*任何事情*，这似乎是个奇迹。这次的导师简直好到难以置信，她对手术过程的每一步都给出了指导，整台手术就像时钟发条的运转一样精准无误。随后患者醒了过来，一切如常。

"非常不错，"她在手术结束之后跟我说，"现在，你愿意享受一下告知患者家属手术成功的荣耀吗？"

"我愿意。谢谢您！"

"再成功做上几十例这种手术，可能，只是说可能，你就可以去教别人了。"

这也太快了，老板，太快了……

第四章　一个寻常的周六夜晚

嘭！嘭！嘭！

我已经汗如雨下了，但和那位汗水在眉间流淌下来的麻醉医生相比，这并不算什么。至少现在，他才是正在干活的人，干着真正有用的事。

"约翰，"我喊道，"快过来！"

约翰是位护工。他每天做的都是些搬运的工作，抬东西、推东西、扛东西。他有的是劲儿，很健壮，比那个麻醉医生还要健壮一些。麻醉医生是医院里最重要的人之一，没人会让他替自己做那些力气活儿，尤其是有护工在的时候。

约翰冲了进来，他的同事戴夫也跟在后面。显然他们都知道要做什么，先后接替了麻醉医生的操作，开始轮流按压年轻男子的胸廓。约翰按的时候，戴夫就等在一边喘口气，接着两人交换。我看着约翰按一下，等一下，再按一下，再等一下。豆大的汗珠顺着他的额头淌下来，不过他看上去还能坚持。

嘭！嘭！嘭！

我没记住这位病人叫什么，只能确定他是个年轻的男性，*以及，如果只看他的心跳，从通俗意义上来说，这个人已经死了3分钟了。*

他来的时候是活着的。那时他双侧的瞳孔已经放大，头部受了严重的外伤。一小时以前，他在一家酒吧门口被打得血肉模糊——*不过又是一个寻常的周六夜晚而已。* 急诊室通过扫描发现他颅内有个血块，所以就把人送到了我这里。他们并没有抱太大希望，但其中一个人还是在推过担架车的时候说了一句："希望上帝能给你搭把手。"

这其实是一个很流行的笑话。所有人都知道神外的大夫总觉得自己站在医学鄙视链的顶端。我们确实是这么想的，也不吝如此对外宣称。但除非是顺利处理了类似今天这种十分糟糕的情况，否则没人相信我们。

嘭！嘭！嘭！

我们刚把这个病人抬上手术台，他的心跳就停了。

"哦……混蛋……"

在心电监护有规律的哔哔声被熟悉的长音警报替代的一瞬间，我们每个人都在心里骂了起来，或者直接骂出了声。所有人里骂声最大的是麻醉医生。在手术室，心脏的问题归他管。我也许是那个拿着手术刀创造奇迹的人，但他需要在手术全程维持病人的生命体征。不过，不管从谁的角度来看，要是不能激起监护仪上的那条"直线"，所有人的计分卡都会加上难看的一笔。

其他人还没反应过来之前，麻醉大夫就已经冲上去开始了徒手心肺复苏。有些情况下，电除颤可以恢复心跳，但除颤仪需要花时间准备，而且现在病人周围的金属设备太多了，贸然进行电除颤会顺便给几个救人的医护人员来个"电刑"。

徒手心肺复苏成了仅剩的选择。和电影里演的情形完全不一样，徒手心肺复苏的正确做法要求的按压深度几乎能压断病人的肋骨。一遍又一遍用力按压非常消耗体力，所以我们才喊了那些壮小伙儿过来帮忙。

嘭！嘭！嘭！

"4分钟了，杰伊！"麻醉医生说着，和大家同步信息。

4分钟？这已经超过有些人跑一英里需要的时间了。我开始思考，一个人是从什么时间点开始，从患者变成尸体的呢？这种时候我居然在想这些，真奇怪。

经过一番"度秒如年"的挣扎以后，我们终于测到了一丝微弱的脉搏和一点点血压的变化。病人还是极其虚弱，并且情况随时有可能再次恶化。我们开始讨论接下来的方案。理想情况下，应该先花点时间把病人转运到重症监护病房，使用一些药物来改善他的心脏功能。但现在这样是行不通的，那个血块还在他饱受创伤的头颅里。如果不取出来，他迟早都是一死。所以我们最终决定，由我进行手术取出血块，与此同时，其他人将视情况通过药物和心肺复苏维持患者的生命体征。

开颅有两种方式，一种比较美观，一种比较快。一般我会先剃掉病人的头发，用手术刀划开皮肤，然后用电刀完成接下来的切割直至分离出头骨。这是一种缓慢而精确的操作方式，术后几乎不会留下任何瘢痕。唯一的缺点就是花时间。然而，持续发出"哔哔"声的心脏监护仪正提醒着我：时间？没有的！最快的方式就是唯一的选择。

"我的天呐，杰伊，快给他开颅，把血块取出来！快快快！！"

虽然我不需要催促，但麻醉医师还是喊出了在场每个人的心声。我把手术刀放在了那个男人的皮肤上，用力下压。刀片进得很深，我感觉它已经碰到了骨头。我做了一个问号形的切口。翻开皮肤和肌肉层之后，头骨暴露出来。这个操作绝对没什么观赏性，却是最快的。

如果我不马上动手，就没有未来了——至少这个男人是没有了。

5分钟过去了。

这种紧急情况最能体现一位优秀的器械护士的巨大价值。好的器械护士在我做一个操作之前就知道我需要什么，更好的则会在我每次刚伸出手就立刻把东西递过来，而最优秀的护士，会把器械按照我惯用的方式在我手上摆好，这样我的眼睛就完全不用离开病人和术区。吉尔就是最优秀的器械护士之一，现在她把钻头递给了我。

"这么慢，出了什么问题吗？"

麻醉医生又在继续为我鼓劲。我喜欢这种夜班团队精神。我们像是吵吵闹闹的兄弟姐妹——少不了互相吐槽，却永远相互支持。

钻头经过校准可以穿透颅骨，并在碰到脑组织之前取出。我钻出第一个孔的速度还可以。接下来还剩两个。我又钻了两次，并且本能地躲了一下飞溅出的骨屑。

第二个，第三个。接下来要把它们连接起来。

"6分钟了。"

吉尔把竖锯递到我摊开的手掌上，开关恰好在我食指和大拇指的位置。我握住电锯，把薄薄的刀片插入其中一个洞中，然后打开了开关。这是一个困难的操作，与时间赛跑让这个过程难上加难，连手术器械都似乎变沉了。我把刀片按预定角度切入，感觉到手下一沉，第一个连接完成了。

连上另外两个洞又花了1分钟左右。当我最后一次把锯片拉过去时，我能感觉到屋子里的恐慌被另一种明显的紧张感取代了。胜利就在眼前，这是最后的关键时刻。

"8分钟了，杰伊！快点吧！天呐！"

我无意识地点了点头，这样就可以了。他知道我听见了，也知道我用不着提醒。但他这么责任感爆棚的人还是会提一句。之前我去格拉斯哥进行深造的时候，我们两个一起在那里当了几年的主治医师，也一起值过很多次夜班。我们彼此信任，在这种情况下，这比什么都重要。

如果我分析得没错，这个阻断了心脏神经信号、正在夺去一条生命的血块，应该就在我正在切的这个粗糙五边形下边。鉴于此，我把洞开得比平时更大一些，有个小巴掌那么大，这样就能顺利在下面找到要找的东西。跟手术室里的其他人一样，我也想快点儿搞定一切。

我把电锯递给器械护士，她几乎在我抬手之前就接了过去。几秒钟之后，我的手指开始撬动那个刚刚切出的五边形骨瓣。现在轮到我浑身冒汗了。

"加油，加油……"

时间一秒一秒流逝，我的手指越来越胀。突然之间，随着手指发力，整块骨片干净利索地落在了我手上。很快，我用刀在硬脑膜上粗略开了个口，然后用大剪刀剪开——没时间磨蹭了，只能怎么快怎么来。出现在我眼前的本应是大脑组织，可实际上我看到的却是一个血淋淋的肿块，上边盖着一层果酱一样的东西。是那个血块，它非常大。

麻醉医生绝望地叫喊着。不过我耳朵里听到的并不是他的声音，也不是护工们精疲力竭的闷哼声。引起我注意的并不是某个吵闹的声音，而是消失的那个。那个声音停止了。不知道是我的想象，还是心电监护仪那重复刺耳的噪声真的停止了？

麻醉医生也马上发现了。"坚持住啊！混蛋！……"

我们都知道接下来应该发生什么，不过这种等待非常难熬。

但该来的总是会来。最初，那个声音很微弱：哔……哔……

然后越来越强。哔，哔，哔，哔……

我不由自主地笑了。取出部分骨瓣足以缓解大脑承受的压力。连接心脏和肺部的信号得以恢复。好像刚刚的兵荒马乱、生死一线全没发生过。

病人的情况稳定下来，但还有很多事情需要处理。我需要把血吸出来，移除脑组织中受到不可逆损伤的部分，再把骨瓣放回去固定住，最后尽可能整洁地缝合伤口。但无论如何，我们成功了。我们把不可能变为了可能，把一个人从鬼门关拉了回来。我们在自然规律中逆行，把一具尸体重新变回了一个活人！

在重新固定颅骨的时候我又笑起来。我想，这样的事不就是我想做一辈子的吗？！

而这只不过是格拉斯哥的一个寻常的周六夜晚……

医学是学无止境的。我还是个低年资医师的时候，因为要给好几个老板干活，基本一整天都在上手术，刚一闲下来就会被叫去上下一台手术。这样的节奏才能让我们在六年的时间里，从一个手术刀都不会拿的菜鸟，成长为一名顾问医。每个人都会有这种六年顾问医的梦想。训练过程总是非常严苛，我在伊灵和温布尔顿当了两年的见习医师，然后升职为"专科实习医师"。我就是从那时开始接手越来越多的手术，渐渐脱离别人的监督，并且收获也越来越大。虽然当时做的是不同科室的手术，但每一台都磨炼着我的技艺。

那时候，我的目标一直是达到神经外科主治医师的水准。我觉得他们才是真正维持医院运转的人。直到现在我还是这么觉得。他们总是和病人在一起，甚至会住在病房里，他们知道每个患者的所有情况。一些顾问医在评估病情时会完完全全依赖他们的记录。其中一些人会更深地沉浸于此，跟病人和患者家属朝夕相处。不过，吃过苦头的我已经知道，对于那些拿着手术刀的*厉害角色*来说，一切走心的举动都是鸡肋罢了。也因此，主治医师这个阶段对个人发展而言是十分重要的。我对走到这一步满怀期待。

接下来寻找工作的过程充满了激烈的竞争。没有博士学位让我在找工作时处于明显的劣势。我投了19份简历，却没等来一个面试。当时我对找工作非常绝望，甚至开始考虑复读然后转行去当律师。我不想变成一个因为做着不喜欢的工作而痛苦的医生。另外，我还挺喜欢辩论的。这个特质为我后来的工作带来了很多好处，但这都是后话了。

后来，格拉斯哥有了一个神经外科主治医师的空位，我递交申请以后获得了面试机会。面试和填写简历表完全不一样，我可以解释一下为什么没有再花三年时间去做研究：因为不知道自己应该进入哪个细分领域，所以即使去读博，也只能任学院差遣。但是我不想那样，我想治病救人。我想主刀，让病人的病情好转，就像多年前在伦敦上学时希望的那样。他们理解了我的想法。经过一轮漫长的等待，这次面试的录取通知终于如愿而至。我卖掉了在伦敦的公寓，向格拉斯哥进发，并在那里度过了接下来五年的时光。

刚到格拉斯哥时，我觉得这是一座充满魅力的都市。这里有酒吧、餐馆、夜店，还有一大堆深谙派对之道的人。这家医院也很有趣，跟我一起工作的同事都非常好，从上到下的氛围就像一家人。但与此同时我也发觉，有时候格拉斯哥人也会被一些负面情绪笼罩着。

对于那些不了解这座城市体育历史的人来说，可以这样理解：这里有两个足球豪门为争夺霸权在打架——我指的就是字面意义上的打架。就像世界上很多地方一样，宗教信仰会导致最大的分歧。格拉斯哥流浪者自创立以来都和新教徒紧密联系在一起，而凯尔特人的主要球迷群体则是天主教徒。[1]这本来不是什么大事：信仰应该是积极的、充满爱的，而足球则是强身健体的途径和

---

1. 格拉斯哥流浪者（Rangers F. C.）与凯尔特人（Celtic F. C.），两支足球俱乐部同为苏格兰足球超级联赛球队。

暂时逃避现实生活的港湾。然而，这些精神似乎并没有渗透进格拉斯哥这座苏格兰第二大城市。

这两个俱乐部之间的比赛也被称为"老字号德比"。每次他们比赛的时候，警察都会全程在场。哪怕体育场上的厮杀没有引发混乱，宗教分子也会伺机而动制造麻烦。说错一句话就可能让人浑身浴血。虽然听起来很蠢，但开辆颜色不合适的车都可能让人陷入麻烦。

我刚到格拉斯哥的第一天，心中充满了喜悦和期待。那天值的第一班一切正常，我走得比较晚，碰巧和另一位高年资实习医师一起到了停车场。我们一路边走边聊，走到我那辆蓝色的本田老爷车跟前。

"这是你的车吗？"他问我。

"对呀，虽然不是阿斯顿·马丁，不过起码能让我方便出行。"

"你要是不小心点儿的话，这辆车能把你送进急诊室。"

"什么意思？"

"你不知道吗？这车是蓝色的，格拉斯哥流浪者队的颜色。几乎半城人都想砸了它吧。"

"别搞笑了，我的衬衫也是蓝的，我会因为这个有危险吗？"

"这取决于你去哪儿。"

虽然他说得有些夸张，但暴力离现实并不遥远。我们在手术台上救活的那个年轻人就是个很好的例子，他因为在错误的街区穿了错误的球衣而遭到袭击，头被打出血，差点儿丧命。不过，有的人甚至在家都不安全。

格拉斯哥有不少廉租公寓，因为气候原因，这些公寓很少配备空调。在一个炎热的夏日周末，一群"球迷"开着房门聚在一起围着电视看"老字号德比"。比赛刚刚结束，结果不尽人意，其中一人瞥到门外走廊上闪过一抹颜色。

"抓住他！"他说着冲到门口。他的同伴很快跟了上来。在楼梯间里，他们发现了一个穿着他们宿敌球队球衣的年轻人。于是这群人径直朝他扑了过去。其中一个还跑回屋里抄了锤子、棒球棍和高尔夫球杆。他们对着这个可怜的家伙一通乱揍，而这仅仅因为他那天一早穿了件"不合适"的球衣。

我第一眼看到他的时候，他已经被揍得快看不出人样。CT显示出大面积的脑损伤，这同时也为损伤原因提供了线索。我能分辨出几处锤子抡出来的凹痕，还有至少一处高尔夫五号铁杆弄出来的痕迹。

"懦夫专用武器，"我老板说，"很多混蛋都会带着高尔夫球杆作为武器，因为一旦被警察拦住，他们就可以说自己正要去练习场。习惯就好。"

在我们启动手术之前，他几乎已是一具尸体。因为他还年轻，我们还是试着做了手术。虽然没有谁的生命高人一等，但这个年轻人的人生还有很多可能。而他重伤致死的原因是如此*人为的荒谬*。

手术室旁边有一个小房间，他的家人正在那里等着。老板看见我在门外转来转去，知道我是真的很紧张，毕竟这是我收过的第一个死于衬衫颜色的病人，我完全无法理解这种事。

"如果需要的话我来跟他们说，"她说，"没人会怪你的。"

"但我会怪自己，"我说，"我来说吧。"

对房间里的人来说，这个无谓死去的男人是他们的儿子、叔叔或是兄弟。而作为这台手术的主刀医生，我觉得通知他们是我的责任，也是我的义务。

我艰难地思考了很久要怎么把他的死亡告知家属。在这种情况下，我需要做好成为出气筒的心理准备，面对"你为什么没把他救活"的诘问。这时即便我看透了一切，也不能责怪他们。但事实上，那些措辞准备都是没有必要的。我一进门，他的母亲就痛哭了起来。她从我的脸上看到了未曾出口的残酷事实。

"不，不要，我的孩子！"

那一幕令人心碎。我和这家人坐在一起，详细地讲述了当天的细节，不过并没有人真的在听。我说完以后，那个年轻男孩的兄弟握了握我的手。

"谢谢您的努力，"他说，"这比什么都重要。"

有时候给你带来麻烦的并不是衣服或者车子的颜色，而是你的肤色。

一个男人因头部遭受重击导致的严重外伤入院。急诊室医生看了一眼，就直接把他送到了我们这儿。他的头上有一个需要手术的开放伤口，颧骨也骨折了。不过即便是这样，也毫不妨碍他的刻毒不堪。我一进屋，就听见他跟护士说："我不想让这个巴基斯坦佬给我做手术。"那张被打烂的脸显然阻止不了他的毒舌。

护士眼都没眨："是这样，这位是这儿现在唯一的外科医生，所以你有两个选择：让他做手术或者直接死掉。"当然，这些话并不是完全正确，但是她真的很生气，所以我也没有纠正她。

我本以为把他麻醉之后，一切就能顺利进行了，但被扒光的毫无意识的他比醒着的时候更加恼人和可恶。

他身上的每一寸皮肤都文着纳粹的标识和口号，我从没在一个地方见过这么密集的卐字符。当然了，他也不是坏透了。为了证明自己"软"的一面，他把"一切为你"文在了腹股沟上方，箭头指向他的丁丁。真是情意绵绵。

我清理缝合了他头部的伤口，颌面外科的同事重塑了他破碎的颧骨，这样他的脸就不再像苏格兰俗语里说的"融化的靴子"了。我们把能做的都做了。他的妻子深深地表达了感激之情。

"我要为他的混蛋言行道歉，"她说，"我实在是管不了他。"

我可不是只会旁敲侧击地传达坏消息，这次我决定跟这个男人说，十有八九他会完美恢复，用不了多久他就可以回去接着当他的种族主义者了。

我这么跟他说了，想看他能憋多久……大概10秒钟吧。

"你他妈离我远点儿！"他喊道，"我不想让你这种人碰我！"

"我这种人？意思是神经外科医生吗？"

"我是说巴基斯坦佬。"

"这儿没有巴基斯坦佬，我是斯里兰卡的。"

护士笑了。他的妻子说了些可有可无的话。他像触了电一样抽搐起来。

"哦，我并不是唯一一个碰了你的人，"我说，"我还没跟你介绍重建了你那张俊脸的人呢。"说着我招呼了我的同事。为了使效果最大化，这个同事配合地把自己那条象征犹太教的"大卫之星"项链挂在了工作服上最显眼的位置。"当然你也见过你的护士了吧？"我们最可爱的牙买加天使娜蒂马上给了他一个飞吻。

他的脸上充满了愤怒。我已经走到走廊尽头了，还能听见他的咒骂声从病房里源源不绝地传出。

让我们都觉得很快慰的是，这个所谓"上等种族"的信徒，也必须要黑人、白人以及中间各种肤色的人来帮他擦鼻子、擦屁股和导尿才能活下来。但这种快感很快减弱了。我希望他能意识到自己的错误，希望他可以慢慢明白，如果没有这些他厌恶的人，他可能早就身在九泉之下了。但我没那么幸运，直至出院，他始终对我们恨之入骨。后来他宁愿装睡也不愿意看到一个"外国佬"碰他的身体。

"我想我们应该重新给他开次颅，把他脑子里负责种族歧视的那部分切掉。"有天在办公室，我的同事冲我眨了眨眼睛。"也许，"他说，"你还能让他爱上拉丁妹子呢。"

即使是神经外科这样的专业还能再细分出亚专业。我结束了在格拉斯哥的学习以后，需要选择一个更具体的专攻方向。问题是我喜欢的方向太多了，每个都喜欢。作为在培的初级医师，我们需要在各个专科之间轮转，从脊柱外科到癫痫外科，从肿瘤外科到创伤外科，每个方向都很庞大且与众不同。每次看到新的治疗方法我都会想，*这太神奇了！这就是我想专攻的方向！这就是我想穷尽一生去钻研的领域*。然后六个月之后，我会换到另一个地方，再一次完全改变自己的想法。这种情况一直持续到我接触了儿童神经外科。

基于各种自私或无私的原因，我和儿科神外之间一下子产生了一种联结。这个科室首先引起我注意的是，它会让家属真正参与到决策之中。无论孩子入院的原因是什么，顾问医都会尽最大努力来确保整个家庭都能跟上节奏，了解最新情况。在伦敦经历了那种粗糙的情感关怀后，我很高兴看到这些。但为什么我还是不开心呢？

成为主治医师之后，人可能会变得有点自大，认为自己能比老板做得更好。我就是这么想的。但是我很快意识到一件事，有些顾问医不是不和家属谈话，而是*只和家属谈话*。可病床上的小南希或小凯文呢？他们才是真正的病人，为什么却要被无视呢？

我完整的内心剖析大概是这样的：我一直和自己内心深处的小男孩相处和谐，甚至有些过分和谐了。我喜欢电子游戏、PS游戏机，经常看《2000AD》《卡尔文与跳跳虎》这类漫画以及各种动画片。我喜欢幽默喜剧，喜欢看《辛普森一家》。没错，我很不成熟。但哪些人和我一样呢？没错，是那些孩子。

有时候你能看到大人用一种虚假的政客式的腔调对小孩说"嘿，小朋友，发生什么事情了？"之类的话，语气里带着一丝装腔作势。孩子们听得出这种高人一等的意味，也并不喜欢这样。他们很善于发现一个大人想和他们成为朋友做出的刻意行为，*我不知道你在干什么，也不知道你觉得自己正在干什么，但是不管怎么说你糊弄不了我*。幸运的是，我发现自己很容易亲近我的小病人，并且可以用他们能听懂的话跟他们交流。这算不上是种技能，只是我自己的特点而已。我知道他们需要什么。归根到底，他们需要的是某种意义上的真诚对待。

如果你是个孩子，正躺在床上看着输液瓶里的药水一滴一滴顺着手臂进入自己的身体，脑袋也疼得不行，一定会非常害怕。而这时你的爸爸妈妈却挤在一个角落，和一个穿白衣服的陌生人窃窃私语（培训的时候我们还穿着白大褂）。你知道他们是在讨论你的事。你一定会禁不住想，他们说了什么呢？我会死吗？

　　显然，如果家长不和孩子把事情解释清楚，他们就会放飞自己的想象力，甚至脑补出比实际情况还严重两三倍的问题。小孩子并不傻，他们知道情况不妙，知道自己的身体不对劲，毕竟他们已经住进医院了。我们需要以一种他们觉得舒服并且能够接受的方式说明状况，而不是把他们当作隐形人。我的一些同事会习惯性忽视小朋友的感受，甚至有些家长也是这样。有时候家长不愿意我们对孩子说实话，以为隐瞒真相才是保护他们。我曾经经历过一些很糟糕的情况，不过好在我的顾问医一直都站在我这边。

　　随着在格拉斯哥的工作进入尾声，必须做出选择的时刻也悄然到来。还好，我内心深处真正的候选只有一个。我意识到自己对儿科的喜爱远胜于对其他科室，也真诚地相信自己可以为世界做些有益的事情。

　　不过，这并不是我选择走这条路的唯一原因。我在儿科的时候看过大量完全不同的病例，见识过顾问医们的头脑风暴，也打开过婴儿和六英尺高的少年的头盖骨。没有任何两个病例是一模一样的，这总是让我激动不已。我想象了一下自己进入成人脊柱外科的场景：熟能生巧，一段时间以后我就能成为那个领域的大专家了。但是，天呐，这好枯燥！我的专业训练会被局限在很小的一方天地，那真是无聊透了！一想到将来每天都要做同样的事情我就很崩溃。但如果面对的是孩子，我永远想不到自己会遇到什么情况。

既然内心的选择已定，我便果断买好了飞往加拿大的机票。

这家被称为"病小孩"（SickKids）的儿童医院位于多伦多，接收来自加拿大各个地区的病人，覆盖总人口大约有900万。如果我想了解儿童神外的最新进展，这里是个几乎完美的选择，也必须是完美的选择，因为为了在这工作，我赌上了一切。

当时，我的未婚妻正在格拉斯哥读研究生，所以她没办法跟我一起搬去加拿大。又因为她还要在格拉斯哥生活，我们也不能卖掉我的公寓。所以我从巴克莱银行借了一大笔钱，打包行李踏上了征程。剧透警告：这笔贷款完全是物超所值，大概也是我做过的最好的投资（除了和我未婚妻结婚之外）。

我作为一个"访问学者"来到这里，和更多经验丰富的高年资医师以及顾问医一起工作，并向他们学习。事情发展如我所愿。

"病小孩"的建制非常棒。跟我想象的一样，这家覆盖了加拿大整个东海岸的医院有很多日常手术，大量的实操机会让每个人都忙个不停。这里的顾问医无论在学术还是临床方面都是世界上最受尊敬的专家。我并不是这里唯一的访问学者，他们能把全世界各地的人吸引过来为他们工作，并且基本不发薪水（我每个月只有500英镑的租房补助金），只因为这里是儿科学习和培训的圣地。即使是像我这样的低年资医师，在这里训练一轮之后都能成为经验丰富的专家，这是其他医院很难做到的。就算倒贴钱我也愿意在这里工作。

　　这里的很多工作都与肿瘤相关，而肿瘤的病例永远做不完。放松下来是不可能的，在这个领域，成功和彻底失败往往只有咫尺之遥。这些工作需要非常专业的立体解剖知识和出色的手眼协调能力，通常被称为"视觉空间技能集合"。我跟其他人一样，努力以最快的速度学习。即使如此，无论是在监督之下主刀一台手术还是给顾问医做助手，我做的每一台手术都充满了挑战，而这些挑战总伴有满满的收获。

　　在手术室之外，我发现自己可以像在英国时一样，很好地和加拿大的孩子们还有他们的父母打交道。我知道，自己正走在正确的道路上。也知道，回去后我一定会有所作为。结果，我很快就在多伦多崭露头角。

成为顾问医并不是一件自然而然的事，而是需要通过一套正规的申请和面试流程。但只要申请成功，就可以在最后一天培训结束之后搬进新的办公室并获得一个闪亮的新工牌。当然了，周一还是主治，周二就升级成顾问医的人在经验上是不会有质的飞跃的。我曾经和很多只比我大一岁左右的老板共事。其中一位准确来讲是在我来的前一天刚结束了访学，然后突然被升高了一级。对一名新晋顾问医来说，关键在于如何处理这种变化。这位年轻的老板就处理得非常好。我遇到的这些顾问医都很好，态度和善，包容一切，总是向年轻的医生提出问题，而不是简单地"看一次，做一次，教一次"。

我从他们那儿偷学来一句话，后来总是自己拿出来用。吉姆会说："现在，如果你发现我做了什么蠢事，请直接讲出来！千万不要等我搞砸了才说！你是我的后盾。"这是一位世界上最有名的儿科神外专家对我这样的"小朋友"说的，也是我非常想效仿的一种睿智的态度。

有一天医院来了一个头部创伤的病例，高年资大夫正在征询大家的意见。而我在格拉斯哥接触过几十个创伤病例，在那里类似的创伤就像牛奶面包一样常见，所以我提了许多建议。

"你愿意主刀这台手术吗，杰伊？"吉姆问道。

我突然想起自己在轮转学习时第一次被询问是否想要主刀胶质母细胞瘤手术的情景。于是，我又一次回答道："我很愿意。"

这可能就是文化差异吧，试想格拉斯哥培养出的一位相对低年资的医师，却比多伦多本土成长的顾问医有更多的创伤处理经验。不过我不是会妄断这类差异的人，而且每次遇到情况糟糕的病人，我总是会生出额外的责任感。

在格拉斯哥经历的那些病人状况特别糟糕，是因为并非所有创伤都是意外导致的。以我在成人神经外科的经验而言，大部分头部创伤压根儿就不是意外。

*不过那是在格拉斯哥，*我一边查看这位新病人伤痕累累的脑CT，一边想：*毕竟那里有一群醉醺醺的、目光短浅的白痴。而这是一个六个月大的婴儿，没有人会故意对他做这种事的。*

我瞥了一眼婴儿的父母。*他们会吗？*

第五章　蝙蝠侠和罗宾

给出诊断需要三大依据：了解病史，查看病人，进一步检查。不过有时候，询问出来的病史和实际检查结果之间可能相差甚远。

一天，一个头部有明显创伤的婴儿被送到我们这里。一群专科实习医生因为更想接治肿瘤病例，就直接把她送到我这儿来了。这个孩子状况非常不好。但让我产生顾虑的不是她的伤，而是她的父母。问到孩子怎么受的伤，他们讲的故事每半个小时就能变一个版本。

"她摔倒了。"

"有个篮子倒了砸的。"

"狗把她推倒摔的。"

"她藏在桌子底下抬头抬太快磕的。"

只要想一下小孩儿的年纪就知道有些解释可以排除。这是个八个月大的婴儿，她连路都走不了，更别提摔倒了。狗把她撞倒了？那它得先让婴儿站起来！这种离谱的原因说多了，他们其他的解释听起来也变得很可疑。

我当时确信，这家人在刻意隐瞒一些事情。

据这两人所说，他们一直陪着孩子，但说不清当时具体发生了什么。即使是他们自己，也该明白这看起来有多可疑，但他们并没有这样想。

一般情况下，家长会尽量跟医生说清具体情况，比如"小琼尼一直在呕吐，站不稳，摇摇晃晃，胳膊还在抽搐"。这样我们就可以有针对性地进行检查，尽快找到问题所在，才能进入下一步治疗。整个诊疗过程会以一种可以预见的方式开展。但现在，加入了"患者家属可能在胡诌"这种计划外的变数，一切都变得难以预料了。

那年我33岁，知道自己即将取得儿科神经外科医生的资格，并将在一年内找到一家医院正式开始工作。那个时候的我有一点志得意满，或者说是对自己知识和经验过于自信了。毕竟，为了走到这一步，我在加拿大的那段时光还有之前漫长的医学生生涯，几乎付出了全部的生活和大把的金钱。那种自信，来源于我对这个自己熟悉的领域所了解的一切。

我当时很确信这家人在撒谎，绝对、确定、肯定。然而，审问他们不是我的工作，至少不是我的本职工作。我的任务是弄明白那个婴儿受伤的根源，并尽快做出有效的治疗。等孩子治好了，我可以直接向社会服务机构举报她父母的问题。

在我看来，孩子的伤来自一起非常典型的人为创伤事件，除此之外我想不出还有什么别的可能。我做了手术，钻开颅骨，取出了颅内的血块，前前后后忙活了两个小时。但给她缝合伤口时，我突然开始质疑自己这么做的意义：我把伤口处理好，就为了让她回去接着被虐待？等着她的很可能是又一轮虐待，不过也有可能不是。

事后，有个同事找到我，"调查结果出来了，"她挥着一叠文件跟我说，"这孩子有出血性疾病。"

"让我看看。"我看了一遍病历，上边白纸黑字写着这个孩子有发病率极低的出血倾向。所以这可以解释她的情况，颅内出血导致了大脑功能紊乱，但这解释不了她爸妈的不靠谱。

"你也觉得他们很可疑吧？"我问道。

"当然。"

"如果他们是无辜的，为什么要扯那么多谎呢？"

她耸了耸肩，没说话。

这件事给我狠狠泼了盆冷水。之前我对自己的判断是如此确信，结果事实却是另一种解释。我不想再犯这样的错误。妄下结论对谁都不好，尤其是对患者。

这件事之后，我开始疯狂阅读这个领域的文献。病理学家约翰·普伦基特（Dr John Plunkett）博士在《英国医学杂志》（*The British Medical Journal*）上发表过一篇关于儿童虐待的文章。他不相信摇晃婴儿综合征[1]这种说法，也不相信一个人在不伤到婴儿脖子的前提下能够使婴儿被摇晃致死。为此普伦基特提供了一页又一页的讨论和证据。这种研究对我而言是最好的精神食粮。

我接受的教育让我坚信事实不可改变。医学院的课程与实操充满了事实，我们学习那些事实，然后将之付诸实践。年轻时的我们太过天真（或者说幼稚，看你怎么说了），觉得学以致用并不难；现在看来，"事实"也只是现实中我们要面对的谜团的一部分，很多时候"事实"后面的背景也必须被纳入考量。不过很快我就发现，即使是事实，也可以被操纵。

接诊那个小姑娘的几个月之后，我离开了加拿大。到最后我也不知道她那对可疑的父母是否隐瞒了什么。随后，我在牛津的约翰·拉德克里夫医院（John Radcliffe

1. 摇晃婴儿综合征，也称为虐待性头部外伤、摇晃冲击综合征、加害性头部受伤或挥鞭伤综合征，是一种因剧烈摇晃婴儿或学步期儿童而导致的严重脑损伤。摇晃婴儿综合征会破坏儿童的脑细胞，使其脑细胞无法获得足够的氧气。摇晃婴儿综合征是一种可能导致永久性脑损伤或死亡的虐待儿童形式。

Hospital）的神经外科找到了工作。更棒的是，我在34岁这一年实现了成为一名顾问医的梦想。

如果说我从自己在加拿大的经历中学到了什么，那就是永远不能停止学习。虽然头衔换成了顾问医，我却是其中年资最低的一个。在我上边还有我的导师、后来成了我好友的彼得·理查德斯。彼得是一个很好的前辈。他走过很多路，经历过很多事。他是那种T恤衫一直穿到坏掉才去买下一件的人。巧的是，他刚好是英国当时在法律领域研究涉嫌虐待儿童案件的最有经验的神外医生，直到现在他也是。当得知我也对这个领域感兴趣的时候，他说："如果你想看看我经手的案子，直接告诉我。"

"我想看。"

"但我得提醒你，这不是个可以轻松进入的世界。"

我很快明白了他是什么意思。经由彼得推荐，我开始为一个案子做咨询，这个案子涉及一个死于头部外伤的两岁小孩。视频证据显示孩子妈妈的男友多次殴打孩子，他还把这些暴力行径录了像。每个片段我都看了好几次才看完。我是个外科大夫，不晕血也不会被恶心到反胃，但我还是不得不多次按下暂停键。我选择做医生，是因为我希望去治愈和修复，而目睹和聆听这种野蛮的暴行，让我的灵魂备受煎熬。

陪审团当然也是这么认为的。视频播放的时候，法庭里一片肃穆，安静得可以听到针落地的声音。仅有的动静来自视频里那个可怜的婴儿痛苦的尖叫，以及陪审团成员因反胃发出的喘息和干呕声。

毫无疑问，孩子妈妈的男友是个禽兽。他让一个无辜的孩子在短暂的人生中遭受了难以想象的痛苦。但是，辩护方需要知道的是，男人是否对婴儿的死负有责任？这才是事情棘手的地方。

有大量的证据证明这个男人是个怪物，是个婴儿虐待狂，是个渣滓。毫无疑问他给孩子带来了一次又一次的伤害。但是，他的律师问，"你能不能从你的专业视角，诚实地告诉我，你确实看到他对婴儿造成了致命的伤害？"

虽然我特别想说"是"，但却不得不诚实地回答："没有。"

"你能确定被告是唯一打过孩子的人吗？"

*呵呵，还有谁干得出来这种烂事儿？*我想着，但还是不得不说："不能。"

"有没有一种可能，真正致死的击打是孩子的妈妈或者其他什么人做出的？"

事情变得明朗了。辩方的论点并不是那个男人有没有虐待孩子——录像带都录下来了，这无可否认。重点是这些录像无法证明他杀死了婴儿。*这是合理的质疑。*

好在合理的质疑并没起到作用，对这种暴行感到恶心的陪审团裁定被告有罪。当我离开法庭时，心中的疑问多于答案。我在多伦多已经学到了不能以貌取人等很多东西，经此一案，我又得到了一个全新的领悟：如果一个人戴着有色眼镜，那么即使是精确的细节、事实和真相，也有可能会被扭曲。

我接手法律案件的工作总是穿插在临床工作的空档里。以前彼得的部门只有他一个人。我的加入使顾问人员和工作量都翻了倍。早些时候我和彼得一起查房，这样他就能告诉我那些案子的最新进展。我们总在一起，几乎形影不离。

"你知道护士管咱俩叫什么吗？"有一天他突然问我。

"估计没什么好听的。"

"蝙蝠侠和罗宾。"

"听着还不错，"我说，"那咱俩谁是蝙蝠侠呀？"

他突然爆笑，"我也不知道，罗宾，你觉得呢？"

对我而言，成为顾问医并不意味着一夜之间醍醐灌顶。我还是昨天那个我，我的行医水平也无异于昨天那个高年资主治。当顾问医的头一年（甚至头十年）都是用来积累病例经验的。医生通常有很强的记忆力，但现在作为顾问医，我们可以从那些学生时代学到但可能永远不会见到的"愚蠢的"、罕见的病例中解脱出来，把记忆存储空间用于那些更相关的、"索引"良好的经验——这些记忆可以帮助我们应对任何专科领域中遇到的病例和状况。

约翰·拉德克里夫医院的蝙蝠侠彼得在很多方面都很老派，但他没有那种老派人士身上常见的自负。我们的工作量大得离谱，不过他很乐于分享功劳。更重要的是，遇到棘手问题的时候，他不会为了显得聪明而把我俩的方案草率综合一下应付了事。

有一次我接了一个有严重的血管畸形、伴随脑部病变的孩子。我说"我"是因为彼得放手让我去接手每一个我想接的病例。他已经到了那种不需要更多病例来积累经验的境界了，所以这对我们而言都很合适。眼前的这类血管畸形我从未见过，于是我自然而然想到去问彼得。不出所料，他见过这种情况，之前也处理过，但因为这类病变在儿童中着实罕见，他上一次见到也是很久以前了。

"我得去看看我的笔记。"他说。

"要不我问问我在多伦多的老板？"我提议道，"我记得有个人一直对这个领域很感兴趣。"

向外部寻求帮助——而且还是个外国人——的想法，足以让一些我合作过的"老派"顾问感到极度不适，但彼得不是这样的人。"好主意！回头给我讲讲他们怎么说。从我上次遇到这种病例到现在肯定有很多进展了。"

我给多伦多发了一封电子邮件，开始了一系列交流。各种想法在我们之间来回碰撞，仿佛一场横跨大西洋两岸的乒乓球比赛。我告诉他们我的观察和我设计的手术入路，他们会很温和地告诉我更好的替代方案。他们从不说"这样不行，白痴"，而是"你考虑过……吗？"或者"要不要考虑一下这个方法？"

这种真正的学术交流氛围充满了彼此尊重，而且会带来一种潜移默化的长远影响。我因此发誓，如果有谁不幸在我手底下工作，我也会这样对待他。这种交流方式也不是每次都奏效，因为永远有一些人特别懒或者特别粗心，压根儿不是当医生的料——这让我作为老师十分抓狂。

总而言之，多伦多圈子里的人最终在某一个解决方案上达成了共识，于是我把这个方案告诉了彼得。

"这方案听起来不错，就这么定吧！"他拍了板。

我们这么做了，而且成功了。其实即使没有成功，这也是我们最好的方案了。就像这样，我们永远不能停止学习，永远不能原地踏步，也永远不能失去医者助人之心。

但有时候，即使这样也远远不够。很快我就发现，有时候这些好的愿景所带来的问题，会比解决掉的问题更严重。

第六章　那不是脂肪

八个月。

这不是谁的年龄，不是出生的时间，也不是仅剩的岁月，这甚至不是八个月大的意思，而是产前八个月——出生前第八个月。这是一场悲剧。

当孩子的妈妈抱怨说她感觉不到肚子里的宝宝踢腿或胎动，也感觉不到其他那些孕中的妈妈们可以感觉和享受的事情之后，我头脑中立刻警笛大作。她在当地医院对胎儿进行了扫描。一般这种扫描的结果大都是一些比较容易解决的问题。当地医院的大夫原本以为这次也是一样，可他们却发现这个婴儿长了脑瘤。

把这样的噩耗告诉一个五岁孩子的父母都很艰难，更何况是一对准父母。让他们知道自己还未出生的、未曾看过哪怕一眼的孩子或许已经身患绝症，这绝对会让人崩溃。

"肿瘤？"孩子的妈妈喃喃道。她面色煞白，十分震惊。她的丈夫紧紧握着她的手。这时候告诉他们这种情况有多罕见只会雪上加霜。2018年，英国18岁以下的青少年中只有400例脑瘤发生，但在孕期阶段被诊断出来的大概仅此一例。知道这些不会让他们感觉到安慰，数字对他们来说毫无意义。

孩子的父亲看着他的妻子，伸出手抚摸她的腹部。他看了看我，又看了看自己的"妻儿"。"天啊，"他说着，"我们的孩子得了癌症。"

你不能说他说错了。当人们听到"肿瘤"这个词的时候，会很自然地联想到那个可怕的字眼——癌。这种联想可以理解，不过肿瘤并不等于癌症。

肿瘤是一个肿块，是组织器官的一部分经过加速生长之后的产物。如果一个肿瘤只在颅内的一定区域生长、在原位慢慢变大，并且只是挤压大脑、把大脑推开，那通常是我们所说的"良性肿瘤"。对应的，如果一个肿瘤不是挤压周围组织，而是生长到周围的组织或器官里，与之相互交织、纠缠不清（医学上称作"浸润"），并且可以分离出一部分细胞顺着血管或脑脊液漂到其他地方附着和生长（也就是所谓的"转移"），那就是我们所说的"恶性肿瘤"。只有恶性肿瘤才是癌症。

大脑由很多不同类型的细胞构成，它们并不都是神经细胞。这些结构非常精密，需要由有支持作用的胶质细胞相互连接，组成复杂的支架。大脑里起支持作用的细胞提供能量和氧气，还有一些起隔离作用的细胞供神经细胞依附生长。

肿瘤的质地和外观很大程度上取决于它来源于哪种细胞。神经细胞转化而来的肿瘤相对少见，胶质细胞转化而来的肿瘤更常见。这些细胞组成了神经系统的支架，它们会随着时间复制、生长，实现新老交替。这个过程在人体内持续进行着。有时候，一些细胞会偶然地在复制过程中拿错"图纸"，忘记在复制后增加一个"结束"的信号，于是这些细胞就会持续生长，最终变成肿瘤。

新生儿的脑瘤情况更为复杂。在这个年龄，细胞依然处在一种动态之中，也就是说，正常细胞也在充满活力地不断复制和生长。因此，医生们有个不得不面对的难题：我们看到的持续增殖的细胞，究竟是癌细胞还是本应在子宫中正常生长发育的细胞？其中还有很多问题是我们不了解的。

磁共振扫描引发了医疗领域的一次变革，它是医生的另一双眼睛，让我们不用切开病人的头颅就可以看到他们大脑的样子。但在肿瘤诊疗方面，它的作用非常有限，因为只看影像无法区分恶性肿瘤和良性肿瘤。一个占据大脑10%区域的肿瘤可能比占20%的更危险。现在我面对的这个还未出生的婴儿脑部的肿瘤占据了他大脑体积的50%。我无法一眼看出这个肿瘤究竟是良性还是恶性，但有一点是肯定的：在深入检查之前，这个肿瘤看起来很糟糕。

当然，无论多坏的情况也总有应对的办法。

终止妊娠的时间越晚，对于孕妇的伤害就越大。不管他们说得多么好听，医生最终大都还是会终止胎儿的生命，而孩子的妈妈需要把死胎生出来。试想一下，一位母亲即将生下一个健康状况非常糟糕的婴儿，而她不得不同意终止胎儿的生命，我想不出有什么比这更令人痛苦的了。听不到孩子的第一声哭泣，也没有给孩子哪怕一次哺乳，这是难以想象的伤痛。但有时，这正是父母不得不面对的选择。

这个胎儿的情况被发现时，已经在母体内发育了8个月，与"正常"的流产时间相比已经过去了很久。这次的状况非常特殊，在生产可能对母亲的身体健康造成巨大伤害，或者婴儿有严重疾病的情况下，终止妊娠仍然是孕期一个可以考虑的选择。

孩子的母亲需要做出决定。虽然父亲们经常会参与到这种重大事件的讨论中，但在法律上，只有母亲才拥有最终决定的权利。

这位母亲听完各种论证，了解了胎儿病情的严重性，明白了孩子很有可能在分娩时或分娩后的短时间内死亡。她和丈夫商量了一下，决定无论如何都要坚持下去，把孩子生下来。

可以想见，这位母亲将在持续的压力和焦虑中度过未来的四周——每次她感受不到婴儿的动作时，肯定都担心得要命。

在四周后，也就是孩子出生的时刻，我会在现场。当下的扫描结果只能告诉我们很少的信息，我必须亲眼看到婴儿的状况，才能做进一步的判断。4周之后孩子出生时，我才能做出决定，是当晚进行手术，还是再等几周进一步了解婴儿的情况，以做出更适当的准备。

肿瘤占大脑的比例太大，风险因素太多。因为不确定胎儿的头部是否能承受顺产的压力，我们建议实施剖腹产。

令人欣慰的是，婴儿出生的过程很顺利，呼吸和身体功能正常。这么大的肿瘤很容易给大脑造成巨大压力，阻断一些重要的神经信号通路，眼前的情况已实属难得。更重要的是，子宫内外的环境压是不一样的，婴儿出生之前没人知道她的身体会对环境压力的改变产生怎样的反应。但现在她不仅机体功能正常，而且还在茁壮成长。看着她在妈妈怀里的样子，没人会觉得她有什么问题。

但我们都知道她有问题。从我的角度来说，我知道自己有足够的时间去进行接下来的准备工作：输血配型，磁共振，然后弄清楚我们要面对的到底是什么。

如果事情发展没有预想的顺利，就算我们没有进入所谓的一级战备状态，也至少是有所准备的。我们已经提前准备好了手术室，预备引流婴儿头部可能产生的积液。当然，最后这些并没有用上。婴儿顺利出生后被送到了婴儿特别护理病房，我马上给她安排了一个磁共振检查。

肿瘤的出现有不同的原因。最先考虑的通常都是遗传因素，我们在孩子父母双方的谱系中都没找到明确的家族史。接下来需要考虑的是环境因素。最近一段时间表观遗传学开始流行起来，它主要研究外部环境如何影响一个人的基因，这种影响甚至从胎儿还在妈妈的子宫里时就开始了。这个领域很有趣，但在面对一个还在持续生长的肿瘤时，表观遗传学显然帮不上什么忙。

尽管这个肿瘤给脑部带来了巨大的压力，并且是恶性的，但它造成的威胁却可能比某些良性肿瘤更小。或者说，这个肿瘤是更容易治愈的。这类肿瘤细胞复制极快，因此往往对化疗更为敏感，治疗时也不需要侵入性手术。整个过程中，侵入性的操作只有组织活检。我虽然是个外科大夫，但还是会因为一个新生儿患者不需要动手术而感到开心。有的是其他病人需要我去做手术。

脑瘤与身体其他部位的肿瘤完全不一样。确切地说，是我们的身体对脑部肿瘤的反应很不同。一般情况下，人们会觉得恶性肿瘤很可怕，因为它们会扩散转移，所以那些不幸患上肿瘤的患者会祈祷肿瘤是良性的。但在神经外科领域，很多时候恶性良性的区别并不大，肿瘤所在的位置比肿瘤细胞的类型更加重要。一个脑瘤，即便是良性的，如果长在一处非常重要的脑区，也有可能造成巨大的伤害。

举例来说，位于脑部正中央的中脑附近有个像发条一样调控觉醒、血压和呼吸等功能的中枢，如果这里不巧长了一个肿瘤，哪怕是良性的，也会造成很大的麻烦。一部分原因在于它在生长过程中会挤压神经末梢，更大的麻烦则在于尝试切除的过程。在如此精密又脆弱的区域，靠近并切除一个肿瘤，难度堪比走钢丝。这种情况下，不小心伤到脑内某个关键结构的可能比成功移除肿瘤的概率还要大。

大部分脑瘤都是通过影响与它相邻部分的脑组织继而导致身体功能出现问题的。所以我们经常看到一些孩子四肢无力、平衡感差、进食困难、进食后呕吐，或是看到他们在语言或是视力上出现问题。只要对应脑区负责调控这种功能的细胞被肿瘤压迫得足够厉害，任何你能想到的、大脑控制的生理功能都有可能出现问题，其中最常见的是惊厥，一些类似癫痫的症状也有可能是肿瘤在脑中增长和侵润导致的。

还有更麻烦的。

虽然大脑外部生长的肿瘤会压迫大脑，还可能因此造成严重伤害，但它们相对容易被切除。有的时候这种肿瘤被切除之后，大脑会自己扩张回来把空间填满。

能否妥善处理这种肿瘤的关键在于肿瘤与脑组织的边界是否清晰。对于边界清晰的肿瘤，也就是那种很明显"这边是大脑，那边是肿瘤"的，两者只是彼此挨着，而不是相互缠绕或结合在一起，就很有希望实现一次干净漂亮的分离。除了长到肿瘤里面为其供养的脑血管无法分离，我们总是可以在肿瘤周围精耕细作，把肿瘤组织一点一点清理干净。

对脑瘤来说，这种界限分明的情况十分少见；如果患者还是儿童，这种理想情况就更罕见。最糟的一类肿瘤是"内生性的"，也就是肿瘤并不是挨着或者围绕着脑组织，而是长在脑组织的内部，成为脑组织的一部分。这时候问题就不在于脑组织里有多少肿瘤，而是肿瘤里有多少脑组织了。在肿瘤的边缘，肿瘤与大脑的分界在哪里？界定有多清晰？这个区域的面积多大？肉眼能否辨别脑组织和肿瘤？这些都是问题。

有一种肿瘤被称为弥漫型内因性脑桥胶质瘤（Diffuse Intrinsic Pontine Glioma, DIPG），它就长在大脑的中间，像钟表发条所在的位置一样重要。它生长隐蔽，并且完全嵌在脑组织内部，好的细胞与坏的细胞交互组合在一起，无法分割。遇到这种最糟糕的病例，就只能寄希望于化疗和放疗了。

试想一下，两只手握在一起，十指交叠。一根手指在哪里结束？另一根手指又从哪里开始？哪个是脑细胞？哪个又是肿瘤细胞？目之所及，肿瘤与脑组织互相交织，难分彼此。这时作为外科医生要做一个决定："我是应该从左手的指关节还是右手的指关节下刀呢？"前者不会太伤及脑组织但肯定有肿瘤残留，后者可以把肿瘤切干净，但也会切掉好大一块脑组织。

我们做不到在细胞的精度上进行手术，不可能进入患者脑部把单个细胞取出来而不碰到旁边的其他细胞。化疗只能在一定程度上做到这种事情，而能够切下单个细胞的手术刀还没发明出来，并且大概也没有大夫能做这种手术。

现在摆在面前的问题是：这个婴儿的治疗方案应该怎么设计？虽然最后的决定是由我和孩子的家人一起做出的，但我还是希望能多从有经验的同事那里取取经。每周我都会和肿瘤科、病理科还有放射科的大夫们坐下来讨论即将入院和正在住院的病人的诊疗情况。与对的人合作是一种健康且高效的工作方式。幸运的是，我身边刚好就有对的人。

当时我手头大约有四五个"烫手的"病例，每个都处在治疗的不同阶段。肿瘤科大夫也有自己的四五位病人。大家会分别展示自己的病例，然后彼此征询意见。最好的情况是集各家之长为每个病人找到最佳治疗方案，而最差的情况也可以帮助避免某个全无必要的高风险手术。比如当我展示了一个手术方案后，放射科大夫对我说"你哪里不对劲了要做这么个手术？这显然是个化疗敏感的肿瘤啊！"

有些情况黑白分明。在进行过活检或者更大的切除后，病理大夫会展示他们看到的片子，并且尽可能明确地指出"这是××肿瘤"。肿瘤专家会说，"好，我们就用这个治疗方案吧"或者"咱们再做个检查确认一下好了，我看这个像是肉眼全切"。肉眼全切是指肿瘤全部切除、无肉眼可见病灶，每次听到我们完成肿瘤全切的时候，我都感觉特别棒。如果预后得到这样的确认，就不需要什么后续的讨论了。

对于还没有进行活检的病例，大家会进行充分的讨论。放射科大夫会根据扫描的影像结果给出两到三种最有可能的判断。如果他们认为这是一个化疗敏感的肿瘤（通过化疗，也就是口服或注射药物，能取得良好治疗效果的肿瘤），并且它生长在一个很危险的位置时，我会考虑化疗的提议。但如果肿瘤在一个很容易进行手术的地方，并且手术对病人来说风险最小，我就会提议进行手术。如果有一种快捷有效的选择可以在几天内解决问题，为什么要让患者接受几个月对身体伤害极大的化疗呢？

大家都有这样一个共同目标：最大程度降低病人面临的风险，为病人提供最好的护理。虽然有时对治疗方法的讨论会像打仗一样激烈，却总是以一种非常有秩序的状态进行。我最近的这个病例就是一个典型的例子。

扫描显示孩子的整个左脑都被肿瘤占据了。不论肿瘤是良性还是恶性，如果不加以干预，她肯定活不过两周。肿瘤科的大夫、放射科的大夫，还有病理科的大夫都对此达成了共识。

这个早产一个月的孩子实在是太小、太脆弱了，这意味着即使我们有时间慢慢手术，她也很难在多次侵入性治疗的过程中活下来。而且，她全身的血液也只有一小杯红酒那么多。手术中的失血程度决定了手术能够持续的时长，所以我们需要一个明确的时间规划。就像在不同的治疗方案中选择最优方案一样，这也是一种平衡的艺术。

治疗方案确定为进行手术，目标是利用仅有的一次手术机会切掉尽可能多的肿瘤。

孩子的父母当然还是会问到手术的成功率，这是所有父母都会问的问题。我遵循的原则是，永远不要说得比实际情况更美好。我不愿给病人的家属留下不符实际的期待。对这个病例，我不可能说这类手术的成功率有多高。

那天晚上，我问自己，"到底为什么做这台手术？"我们正在照顾的病人，现在本该待在母亲温暖的子宫里。既然风险这么大，让她冒险接受手术有什么意义呢？她应该有体验人生的机会，她的家人也应该有陪伴她的时间，哪怕只有几天或是几周。如果没有以往成功的经验，就没有理由让婴儿和她的家庭经历手术可能带来的痛苦。

虽然我很确定我们能让事情向好的方向发展，但当孩子的爸爸问出那个我从来不回答的问题——"你能治好她吗？"——的时候，我摇了摇头。手术中的不可控因素太多了，我从来不会用"治好"这个词。我只是给了他一个自己最常用的回答："我们会尽全力治疗她。"

麻醉大夫准备就位。他的心脏监测设备已经单调地叫唤十分钟了。他和器械护士之间横着两块大屏幕，其中一块是我们用来参考的扫描图片，另一块是超声仪器传过来的实时图像。我脑海中的解剖学知识与眼前摄像头拍摄的图像交叠在一起，过往的知识和经验就像一套卫星导航系统，指引我进入患儿的大脑。

首先，我们要打开她的头颅。当《铁娘子乐队精选集》响起时，我在婴儿头部的计划入路位置开了一个小口，随后小心翼翼地切开她的头骨。初生婴儿的头骨十分柔软，甚至可以直接用剪子剪开。我小心翼翼地取出那片五边形的头骨，"亲眼"看到了扫描结果已经呈现给我们的东西。只不过，这个"亲眼"并不是用我自己的眼睛直接去看。

你肯定见过外科医生戴的那种夸张到可笑的眼镜。它们看上去像是给每只眼睛上戴了一个小型望远镜。这些被称作"手术放大镜"的小小的"望远镜"有超强的放大倍数，非常适合这种出现一毫米偏差就可能导致患者这辈子再也不能行走的手术。

这种手术放大镜一般戴在鼻梁上较低的位置，这样在盯着手头工作的时候，稍微抬一下眼睛就能看到其他同事和大屏幕上的信息。当然，我只是偶尔抬眼看看，只为确定我确实在"卫星导航系统"标定的地方。为了避免抬头的动作牵动手的位置，我会保持头部静止。一般情况下，瞄这一眼就足够了。

婴儿的大脑只有我的拳头那么大，看起来很完整，像核桃一样表面布满褶皱。对于一个外行人来说，这可能就是"大脑"看起来该有的样子。而此时站在手术室里的人都知道，这些暴露在我们眼前的东西有大约一半都不该在它们目前所处的位置。

经过多年的解剖训练，我们熟知这些褶皱和沟壑应该是什么样子、应该在哪个位置。我可以通过手术放大镜辨别哪里出现了变形。在很多病例中，我看到的并不是肿瘤本身，而是肿瘤带来的影响。而此时呈现在我眼前的景象却两者兼具。

处理这类脑瘤有很多可以考虑的方法。但眼下这种情况，除非特别需要，我不会用手术刀去切。病人太脆弱，风险太大了。不久之前，我们还没有其他手术方法，但幸运的是，现在我们有了。

护士递给我一个细细的圆筒，上边连着一根电线，圆筒的顶端和圆珠笔芯差不多粗细，这是一个超声波吸引器。它实际上由两个圆筒组成，一个套着另一个。处理肿瘤的时候，内侧的圆筒以一个特定的频率震动，从而破坏并溶解组织。与此同时，两个圆筒之间的夹层会往外喷水，冲洗对应区域，形成一个微小的"泥点"，随后内侧圆筒通过真空造成的压力差将残留物吸走。毫无疑问，这是我们目前能用的最安全、最温和的方法。每台这样的仪器售价40 000英镑，所以这也是最贵的一种方法。

不过，我看着面前这个12英寸身长的小小病人，心想，看看这台仪器拯救的生命和预后效果吧，为它花的每一分钱都是值得的。

手术开始了。在我眼前被放大的肿瘤开始分解。第一块肿瘤碎片立刻被封装交给病理专家进行分析。我继续吸除其他的肿瘤组织。那种感觉就像擦玻璃或者给汽车除雾，可以很清楚地看到我经过了哪里、接下来要去哪里，整个过程让我觉得游刃有余。

我从肿瘤的外侧边缘向内移动，偶尔瞄一眼屏幕，确认附近的一团混乱之中是否藏着血管或者其他重要的通道。我也会不时地瞄一眼心脏监测装置：没有变化，没有异常。再好不过了。

我花了一个多小时在这块可疑的肿块上挥舞着我的魔笔。当到达大脑的边界时，我听到手术室的门开了，一位主治站到我旁边，说检查结果出来了，"看起来是恶性的"。

"谢谢。"我继续着手头的工作，想着：*该死！* 这次不只是心里想着，我很确定我也大声说出来了。但我们不能放弃，至少现在还不能。

切除了大部分的肿瘤以后，就是最棘手的部分。即使手术放大镜会赋予我超人一样的视力，肿瘤尽头和脑组织起点间的界线也无法分辨。打个不合适的比方，如果你曾经和那种特别挑剔的食客一起吃牛排，你会发现他们总是把一大块肉切下来丢掉……

"你为什么都给切了？"

"我不喜欢脂肪。"

"那不是脂肪啊。"

"就是脂肪。"

"不是，来吃一口尝尝。"

但在神经外科，不可能做到"尝一口"不喜欢再吐出来，因为在"尝一口"的时候，对大脑的切实伤害就已经造成了。不过，我们也有其他的方法可以辅助判断，比如超声波扫描仪就很善于发现不同组织块之间的细微差别，而这种差别是提醒附近有血管或重要神经节点的关键信息。在这台手术中，超声波扫描仪提示的就是肿瘤和脑组织的交界之处。

超声波直接作用于大脑，得到的影像会被传回到屏幕上。每次我往上看一眼屏幕，再往下看一眼手术，就能削掉几毫米肿瘤。再一上一下，又可以前进一点点。我可以看到一条大概一英寸宽的区域可以安全地溶解肿瘤组织。当我靠近连接点的时候，也许会需要一台显微镜。这个时候，精度就是一切。如果这个肿瘤是恶性的，最好尽量避免手术对孩子的生理功能造成损害。

我在保守的范围内尽量向边界切着。过段时间，当孩子脱离险境、身体足够强壮的时候，一个疗程的化疗会帮助她把今天没清理干净的肿瘤细胞消灭干净。今天手术的目的主要是尽可能释放大脑正在承受的巨大压力，而我们已经做到了这一点。

这是一场赌博。当我宣布患者"得到了治疗"的时候，就意味着最终胜利的天平倾向了我们。孩子醒过来之前没办法确定手术效果究竟如何，但我感觉应该不差。我往后退了一步，让主治清理创口和更换骨片，这时暴力反抗机器乐队（Rage Against The Machine）的悦耳音乐在我耳边响起。这真是美好的一天，我们的工作延长了这个本来只有两周生存期的孩子的生命，给了她成长为父母梦想中的女儿的一线机会。

我很满意我们已尽全力。更重要的是，我们没有不自量力，我没有不自量力。在地球表面抬抬脚就能迈上月球的想法虽然很诱人，但也可能造成灾难性的后果。这是后来发生的一件事给我的巨大教训……

第七章　让我们成为人的一切

不要盲目信任我。我对手下的低年资医师都是这么说的，就像我也不能那么信任他们一样。干我们这行，多双眼睛盯着，或是多只耳朵听着，绝对有益无害。主治医师给我看片子的时候，我一定会先确认片子有没有放反。然后还要让主治医师也检查一遍，有时候甚至会让器械护士再确认一遍。

说来惭愧，我在家里是个邋里邋遢的人，可以只穿一条内裤随便找个地方坐下看一整天《辛普森一家》，但一遇到工作我就会变成强迫症怪人，注重各种细节。任何事情我都会一遍、两遍、三遍、四遍地检查。然后还要跟每个在场的人说，"你再检查一遍"。甚至连一些像肿瘤在头的哪一侧这种很基础的事情，我都恨不得带上西班牙宗教裁判所去确认回答。

"好了，影像科说是在左边。你看呢？"

"我觉得也是。"器械护士说。

"你呢？"我接着问。

"没毛病。"麻醉医生也说。

并不是我嫌做磁共振的影像科同事不可靠，只不过能自己检查一遍的时候，我就不会直接接受别人的结论。毕竟，在手术室，开弓没有回头箭。病人可没有让我们错了之后重来的奢侈选择。如果我们取出了某个东西，那它就永远取出来了。我总是用这些话来告诫团队里的每个人："别因为我是老板就信任我。如果你觉得我的处置有问题，或者我做了什么蠢事，就直接喊出来。一定要制止我！我需要你们这样，病人也是一样。老师也有犯错的时候，我们是一个团队，不管成功还是失败都是整个团队来承担。"

这些话发自肺腑，是我得来不易的经验。毕竟，升为顾问医并不会让人在一夜之间变得全知全能。一名医生可能已经在医学这条路上艰苦跋涉了六年、八年或者十年，也在技术上达到了一定水平，但是他不能止步于此。在这个行业成长需要依靠不断的经验积累。这包括做更多手术、收更多病人、学更多知识，以及作为一个普通人，不断从错误中吸取教训。每个外科医生，即使是最权威的医学专家，也都有各自的光荣柱和耻辱柱。这其中的核心就是不断学习，不犯重复的错误。

我不确定自己犯没犯过同事眼中"离谱的错误"。但回头看看，确实有几次应该可以做出更好的选择。其中有一个病例，我至今仍时常想起。

我说过，我从不许诺"治好"。但在手术中，我们会尽最大努力切掉更多肿瘤，因为这是我们的职责。过程中如果太激进，可能会对病人造成一些无可挽回的损伤，甚至影响他们后半辈子的生活；如果太保守，又必然会无谓地缩短患者的存活期。所以，意识到自己的局限性是医生必修的一课，而修满这门课的学分并不容易。一般来说，一个外科医生年龄越大就越谨慎。大概只有当你在漫长的职业生涯中不得不背负起一些神经损伤的患者的影响，继续前行时，才会渐渐理解这门课的真谛。可惜，曾经的我还是一个很年轻的顾问医，那时我学到的一切，还只限于手术本身。

如果说多伦多的疑似虐童病例和之后在牛津的经历教会了我什么，那就是永远不要忽视其他人的意见。我疯狂翻阅全球的医学杂志，挤出一切时间在网上学习相关领域中新的突破和设想。刚成为顾问医的时候，我读了很多有关美国医疗体系的文章。他们的医院每年报告的脑部肿瘤手术"成功率"都高得惊人，虽然这很大程度上与他们健全的保险制度有关，但英国的数据与之相比实在相差甚远。

我曾经和我的导师兼高级顾问医彼得讨论过这点。

"您怎么看？"

"嗯，很明显，美国医院是私有的，所以他们会像企业一样追逐利润。毫无疑问，这些破纪录的成功故事能让他们拿到更多的资金。"

"但是他们为什么能这么成功呢？我们怎么出不来这样的数据？"

他看着我，神情里透出一股失望，"因为，在我们的国家，医院不会为了钱而拿病人的生命冒险"。

这话虽有争议，但我认为他可能是对的。公立医院给他开了几十年的工资，也这么给我开工资，所以我们并没有那种每个季度末需要开大额账单凑发票的压力。我们的工作内容和工作目标只有一个：拯救生命。可是，一篇又一篇文章却在不断讲述这样的故事："看呐，太神奇了！这些人正在治愈病人！每个医院都应该这么做！"这些报道对我影响深刻。

当时的我风华正茂、踌躇满志，极度渴望做个拯救世界的英雄。但在那一刻，那一天，这个世界并不需要被拯救，需要被拯救的是那个在候诊室里与父母一起等着我的小家伙。我发誓我当时想要尽我所能去帮助他，不仅仅是撑过那天，而是让他能够正常生活下去。我想要把他*治好*，能彻底治愈一个患者是最完美的。我没有告诉他我的想法，也没有向他们一家人做过什么许诺，但我和他们解释道，治愈的概率永远存在。

"会好起来的，"我说，"我心里有数。"并且我真的是这么认为的。

事情后来的发展却事与愿违。

其实我完全可以只写一些自己的成功案例，比如成功地切掉了哪个肿瘤以后，患者完全康复了，而我则被奉为这个时代最杰出的神外医生。但这些光辉时刻总会消散，因为无论过去完美地解决过多少疑难杂症，我都会因为在某一次治疗中犯错而被打回原形。

那天，那个至今都还在我这儿看病的10岁男孩来就诊，主诉短期内出现的平衡、协调能力障碍和头痛症状。局部影像学显示脑组织后部有一个肿瘤，长在小脑的位置。他的状态很不好，确切地说是已经在痛苦挣扎了，于是他被连夜送到我们医院。早晨我到的时候他已经在那儿了。他的妈妈陪着他，她看起来也就二十五六岁。"年轻"和"吓坏了"这两个词可以同时用在他们两个身上。

我向他们解释了现在的情况，并告诉他们，"肿瘤会造成越来越严重的损伤，所以我们必须开颅把它切掉"。

这位母亲听说我们需要切开她儿子的头颅以后十分惊恐，小男孩注意到了她的反应，也开始嚎啕大哭。成功地安抚他们，并让他们冷静下来之后，我并没有简单地说"如果你不想做手术也可以不做"，因为说实话，我并不觉得他们现在的状态适合做这种决定。

我说的是，"先给自己一点时间消化一下。我能理解，这是一个很大的事情。就像我刚说的那样，手术之后你会感觉到一些疼痛，可能会比较虚弱，站不太稳。你需要恢复一段时间。另一种选择是不做任何处理，但这样你会慢慢控制不了胳膊和腿，然后越来越虚弱"。*直至死亡*。当然，我没说最后这句，但这位母亲明白了。即使不愿接受，她也明白了该怎么做。

"请您跟我说实话，"她在离病床远远的地方说，"手术成功的概率有多大？"

我不喜欢播撒盲目的乐观，但从片子上来看，手术十拿九稳。

"我觉得，出现严重不良事件的概率很低，大概只有5%—10%。"我回答道。

一个赌徒可能会为了这样的赔率把两只胳膊都压上牌桌，但我是在和孩子的家长打交道。如果他们的孩子是"那不幸的10%"，另外90%的孩子术后能够到处跑来跑去又和他们有什么关系呢？

"好吧，"这位母亲充满担忧地说，"那做吧。"

肿瘤位于第四脑室，这个区域负责控制很多重要的组织器官和生理功能，比如心率、血压调节、呼吸甚至意识。所有从大脑连向胳膊、腿等各个肢体区域的通路，都要经过这个小小的区域。所幸好消息是，肿瘤的位置比较容易触及。

这台手术花了差不多一整天的时间，整个过程还算顺利，我成功地把肿瘤摘了下来，全程没有引起任何并发症，也没出现其他问题。无论肿瘤是不是长在第四脑室，如果你能沿着边缘清晰地操作，就有可能将其一举清除。齐柏林飞艇乐队（Led Zeppelin）也有一部分功劳，毕竟他们提供了原声大碟。我感觉不错，从外科医生的角度讲，干干净净的切除比什么都好。

手术成功之后我们都很激动，配上《全部的爱》（*Whole Lotta Love*）昂扬的乐曲，很难不感到兴奋。但我没有太得意忘形。我总是在亲眼确认病人醒来并且恢复意识之后，才会点燃那根具有象征意义的雪茄。对于眼前的小患者，我以为这只是时间的问题，没想到迎来的却是一场漫长的等待。

当我们试图叫醒他的时候，儿科重症监护病房的大夫发现患儿的意识出现了问题。他并没有恢复自主呼吸，也没有苏醒。走到他床前的时候，我很惊讶他还没醒。现场唯一的声音就是连接他喉咙的呼吸机发出的柔软的"呼呼"声。

"他一直没醒过吗？"我问病房医生。

"没有。"

"他有触发呼吸吗？"我想知道他有没有试着通过呼吸机呼吸。

"没有，毫无反应。"

"好吧。那再观察几个小时，然后帮忙给他拍个片子检查一下。"

"好的。"

他们提交了影像检查申请。我们几个人坐在电脑屏幕前，等着64张断层影像一张一张传上来。一般最重要的总会最后才出现。片子显示一切正常，可以算是教科书般的结果，但我们并不是在给片子看病。

他一直醒不过来，我们不得不持续上着呼吸机。如果没有那根插在嘴里的小管子的话，他甚至完全无法呼吸。但显然，嘴巴除了呼吸还有很多别的功用。为了让他进食，医生只好直接往他的胃里插了一根鼻饲管。

在没有使用任何麻醉药物的情况下，他连续好几天维持着完全无意识的状态，然后几天变成了几个星期。我们给他做了气管切开，在脖子的位置直接向气管切一个洞，以便于长期的机械通气。然后做了经皮内镜下胃造口术，进行腹壁穿刺，然后把一根饲喂管置入胃内，这让男孩看起来像个小外星人。这个操作能让液体食物直接进入胃里，这样男孩脸上就完全没有任何管子，他的口鼻也不再起任何作用了。

是什么导致了这场灾难？影像结果看起来很正常，没有中风，没有出血，甚至没有任何明显的残余肿瘤组织。即使有，也只是很小的一点点。总之没有找到任何能解释这种情况的原因。但即使不知道具体的原因，问题无疑出在我身上。

在我执意于切除肿瘤时，肯定无意间破坏了哪根细小但重要的血管。那根血管可能肉眼看上去像是给肿瘤供血的，但实际上却穿过肿瘤组织给正常脑组织供血。我之所以做得很慢，很细致，每次只清除很小的一点组织，就是怕这种事发生。事已至此，我需要进行确认。我把手术录像翻了出来，一帧一帧地检查，可还是什么问题都没发现。我又问了我的助手、器械护士和麻醉医生，他们也没有任何印象发生过这样的事。自始至终患者的生命体征都没什么变化。

彼得看出了我的自责。他认为，我的目标是治疗一个脑瘤病人，而我确实把肿瘤处理得不错。大脑会被坚硬的骨头包裹，说明它本身并非一个经得起蹂躏的组织。手术要打开一个鲜活生命的颅骨，那就一定伴随着风险，包括那些潜在的致命的风险。

"总会遇到这种情况的，杰伊。"他说，"你需要时间去消化负罪感。不过你没有做错任何事，你尽力了，试了所有办法，用上了所有的知识，能做的你都做了。"

这是一场艰难的谈话，但更艰难的还在后头。我要告诉那个男孩儿的父母发生了什么，以及我认为是哪里出了问题。我还需要向我的患者解释现状。过了好几个星期他才开始有了点苏醒的迹象。他一醒过来，我就站到了他的床边，尽可能轻柔、清晰地向他说出了事情的经过。他仰着真诚的小脸看着我，不能说话，甚至不能点头或者喊叫，这种感觉让我心碎。

每次遇到这种情况，孩子的父母往往比我更加坚强。他们说，起码现在他们的儿子脑袋里没有肿瘤了。我为了治肿瘤差点要了他的命，他的家人却对我充满感激。

没错，他确实没有肿瘤了，但也失去了所有的生活质量。那些使我们称之为人的东西，从他的身上被剥离而去。

114

男孩经历了艰难的复健，最终被转到了一家专业的长期康复医院。不仅如此，他还等了好几个月才等到床位。在那里，他要经历更长的岁月，重新"学会"那些最基础的身体控制功能，而气切套管和胃管也将长年累月伴随着他。

现在这个男孩15岁了。随着时间一天天过去，他的一些重要的机体功能已经恢复。他还是得通过管子呼吸，但是至少可以说话了；他的胳膊和躯干也能够稍作活动。我每年都会去几次，看看他的情况，每次也都会发现他的一些细小的进步。

然而，最重要的转变是他的态度。术后第一次能交流的时候，在离开我们之前，他责怪了我、我们医院还有他的家人，责怪了周围每一个与他当时的手术结果相关的人。他非常愤怒，并像恨我们所有人一样恨着他自己。一直以来我们花了很多时间来帮助这个年轻男人，或者说这个男孩，帮助他学习适应这种完全不同的生活方式。但我们没办法跟他解释为什么这个手术必须要做。那时候他只知道，到医院的时候自己有点头疼，做完手术却瘫痪了，或者如他之后所说的，"被毁了"。

久而久之，随着年龄的增长，他逐渐学会了接受现状。他还是生气，但有了一些不同。现在，当我去看他并且重复着他早已烂熟于心的那些陈词滥调的时候，比如"这需要艰难的长期努力""不能放弃，要继续加油"，回应我的变成了一个青春期少年不情愿的嘟哝和耸肩，然后他会摇着轮椅走开。偶尔他也会在离开诊室的时候对我竖中指。不过至少我还是有一些好消息给他的。肿瘤没有复发，残余的那些微小肿瘤组织看起来已经死透了。有时候肿瘤确实会这样消亡。他没有复发的时间长到足以让我们在官方认定中把他归类于"治愈"。当我告诉他这点时，他淡淡地说："哦，所以我就得像现在这个样子活更长的时间了。坐着轮椅，甚至都没法自己上厕所。真是太感谢了，杰伊。"我无言以对。

在我改变他的同时，他也改变了我，哪怕这种改变对于外科技术的提高毫无裨益。那根被我碰坏的关键血管随时有可能出问题，而不只是在我处理脑干的时候。我敢保证，地球上每个神外医生都出过这种事故。那些没有经历过这种事的，只是因为他们看的病人还不够多，或者手术做得还不够到位。我们不知道很多事只是因为当事人不愿意让别人知道而已。

这件事对我而言更多的是改变了我的心态。我开始更加关注生活质量而不单纯是生存时间。对这个后来再也没能走路的男孩来说，如果当时我们没有进行任何干预，他现在肯定已经死了，百分之百。但在活着的时间里，因为可以站起来，他很可能可以像其他小孩一样，和他的父母一起度过一段相互陪伴的时光。所以问题来了：你更希望过五年有质量的"正常生活"，看着时钟倒数，还是宁可严重瘫痪也愿意多活上几十年呢？

医学院并不会教你这其中的区别。医生要救死扶伤，我们修复创伤、包扎伤口、拯救生命。但我不记得有任何一节课讨论过什么都不做眼睁睁看着病人死掉的问题。也可能他们现在教了吧，但我们那时候没有。

在我接过的诸多病例之中，有不少都陷入过这样两难的困境。我会和家长讨论，如果是大孩子的话，也会叫上他们一起讨论：生活质量对你来说有多重要？

有意思的是，大多数家长都不能接受给自己孩子的生命设置倒计时。他们希望我全力以赴、火力全开地帮助孩子摆脱病魔。他们只希望自己的孩子能一直活下去，不惜一切代价。

剩下少数家长更为实际。有时候天平的另一端仅仅是预约住院和入院检查。一个家长曾经跟我说："杰伊大夫，我们真的不希望孩子未来的生命就是每五分钟来一次医院。我们希望在尽可能长的时间里，让他过正常的生活。"

这样的家长并不罕见。更令人惊讶的是，往往这些人的小孩最支持父母的观点。孩子们最清楚自己想要的是什么。大多数孩子在能和朋友一起上学、一起玩耍，或是和他们的兄弟姐妹吵吵闹闹的时候，并不想被迫一直来看我这张丑脸。

成千上万个神经外科手术步骤之下，并发症不可避免。失误显然比成功更让人刻骨铭心，这是人性使然。那些失败的案例，会在我们放暑假躲在泳池边打盹的瞬间跳进我们的脑海中，永远不会真正被忘记。

不是说记不住那些好的故事，只不过它们不会烙印在脑海里，时时让我警醒。如果没有我的团队，很多小男孩儿和小女孩儿不可能依然在活蹦乱跳，但我并不会在深夜因为想起他们而彻夜难眠。除了这些恢复健康的孩子和他们的家人，还有谁会在乎那一台已经算是前尘往事的手术呢？

想象一下这种标题："快来看！一名训练有素、技术高超、经验丰富的神经外科医生治好了一位病人！"这显然成不了什么头版头条，只不过是一个人完成了他的本职工作没有搞砸而已。我们每个人不都在努力尽职工作吗？

我知道成功的故事有多容易被遗忘。在我贪功致败的那一天，那个男孩并不是我唯一的病人。我们在手术日的常规操作是把两到三台手术搭配在一起，一台"大"的和几台小一些、不怎么花时间的手术，比如那种八九分钟就能搞定的颅内积液引流之类的活儿。音响里播一遍林纳德·斯金纳德乐队（Lynyrd Skynyrd）的《自由鸟》都比这时间长。在那个命中注定的一周，一根游离的血管改变了一个男孩的一生，而那一周我还给另一位病人做了手术。这一次结果就好多了，当然也有运气更好的关系。

这是另一个男孩，四岁大。他大脑中间的位置长了一个肿瘤，那里是脑组织最重要的部分，位置紧挨着脑脊液聚集的脑室。我想尽快结束这台手术，这样就能再加进来一台。我们不能每天都和儿科麻醉医生预约手术，所以在保证安全的情况下，要尽量提高效率。

说是要提高效率，可每个步骤要花多长时间并不取决于我。我们甚至无法准确地预测即将面对的是什么。扫描图片只能显示肿瘤的位置，但看不出肿瘤的性质。我计划先尽量减少侵入性操作。"咱们先用内镜看一下肿瘤类型，取个病理。如果需要摘除就摘，如果不需要，就不再继续了。"

建议病人不切除肿瘤这种事可能听起来很离谱，但这也是风险收益比的问题。虽然片子里一直有这么一个东西会显得很奇怪，可事实上它已经在那儿好多年了。这个孩子因为病变（在还不确定是什么的时候我们会用这个统称）刺激旁边的脑区导致癫痫发作。这种情况应该可以用抗癫痫药物治疗，不过也说不准，毕竟现实中病人的大脑并不都长得跟教科书图片上的一样。

我们给男孩抽了血，想先看看他的激素水平。一些肿瘤组织会分泌激素，就算不做病理也很容易诊断。他的血液检查结果是正常的，但这个肿物也有一些引人注意的特征。我只需要剃掉一小块头发，钻一个直径不到一厘米的小洞，大小足够一个内镜进入就行。内镜是另一个在彼得那拨医生成长的年代还没有出现的神外器械，至少那时候还没有这么小巧可靠的。它本质上是一个硬的探头加上一段带光导纤维的摄像机，里面的通道能让我顺着它伸进去一个工具，从而在不打开整个头颅的情况下也可以在大脑中间进行操作。

我把镜子从洞里送了进去，眼睛一直盯着头上的大屏幕。在我的提示下，旁边年轻的专科实习生报出他看到的每个部位的名称："正在通过颅骨，硬脑膜，进入大脑，进入脑室。"

我转了转镜子。"你怎么想？"我问他，"我们需要开颅大干一场吗？"

他仔细盯着图片看了一会儿，说："肿瘤压迫了侧壁。"

"很好。那你的建议是什么？"

"做个活检？看看是不是恶性的？"

"还有其他的吗？"

他顿了顿："我不知道。"

"如果肿瘤是良性的，我们把它留在这里，短期内会有风险吗？"

"不会，老板，它看起来已经在这里长了很长时间了，也没引起什么问题。估计好几年内都不会有什么严重的影响。但我们需要先确定肿瘤性质，才能计划下一步。如果是我的话肯定要先做一个活检，而不是直接把它摘掉。"

我通过镜子往肿瘤中探了一根活检针，取出来一些肿块组织，然后让小大夫火速送到了病理科。二十分钟以后，电话回信了。我们开了免提，以便大家都能听到。

"先听好消息还是坏消息？"

"坏消息吧，"我说，"我喜欢先听坏的。"

"是个恶性的。"

"好吧，那好消息呢？"

"看起来像是个生殖细胞瘤。"

这正是我所期待的，这是一种可以不做手术保守治疗的肿瘤，预后也很好。我带着一副"你怎么想？"的神情看向了助手。他竖起了大拇指。回答正确。

他也许会为失去了给一台开颅大手术做助手的机会而感到失望。我像他这么大的时候真的会为失去参与手术的机会感到遗憾。但即使我现在仍然天天被"治愈，治愈，治愈"这种美国梦敲击着灵魂，还是高兴地收了尾，把病人转到了肿瘤科。这一周经历的诺曼底登陆般的硬仗已经够多了。

第八章　动动你的大脚趾

和很多父母一样，我的办公室布告板和桌面上都贴满了孩子的艺术作品。我会不时看看这些画，试着回忆它们本来要表达什么。根据我的心情，解读也会不同。

　　不是每幅画都出自我自己孩子笔下。我收到过几十个孩子的作品，他们都是我的患者，其中一些可以追溯到十年以前。不少画看上去像漫画版的我。能有什么比孩子们的艺术眼光更犀利呢？重新翻看这些画是回忆我生命中重要过客的好办法。他们之中有的没有回来完成年度复查，有的已经不在这个世界上了，但我们确实为每个孩子都尽了全力。我收到过很多来自过世孩子家长的致谢卡，上面写着"谢谢你的努力"。我不确定如果处在他们的位置，我能不能写出这样的话，因此它们对我来说更是意义重大。

　　每年在十二月的第二周前后，我都会收到来自一位父亲的卡片。他祝我"圣诞快乐"并感谢我曾为他的儿子竭尽全力。到现在我已经收到了他的14张卡片，他从来没有忘记过。对于一个家长而言，在神经外科的那些经历是永生难忘的。

调皮捣蛋是孩子们的天性。他们喜欢通过这种方法来引起注意，因此家长有时候会忽视那些看起来像是在胡闹的小动作。

比如，当你4岁的孩子突然在走路时开始跌跌撞撞，你的第一反应多半不会觉得他是患了什么严重的脊髓疾病。你大概会大笑着让他别折腾了，赶紧老老实实坐回桌边吃饭。第二天当他抱怨肚子疼的时候，你可能会说，"好吧，你上次便便是什么时候？咱们上厕所去吧"。而当他尿裤子的时候，尽管已经有一年多没有过这种情况了，你也很可能只会因为他在过去的24小时都没有尿尿而终于松了一口气。

早晨6点，当你发现他没跳到你床上时，你八成会内心暗喜，抓紧时间缠绵到伴侣的身上，开始享受来之不易的二人世界。然而，当时间到了七八点钟，你蹑手蹑脚地推开他的房门准备看看他的时候，并没有如预想的那样在床上看到那只"熟睡的小兔子"。你看到的是他整个人清醒地躺在地板上，眼中写满了痛苦。

你冲过去把他抱在怀里。"宝贝你怎么了？怎么躺在地上？”

“我的腿……爸爸。我的腿动不了了。”

这个小男孩被带到了北安普敦的急诊室，主诉4天前开始出现行走障碍、腹痛和尿失禁。此外，他的腿完全不能受力。那里的医生很快意识到是脊椎的问题，这种时候就该我们约翰·拉德克利夫医院出马了。当天的值班医生蒂姆接到信息并记录了细节。

“我去通知老板，”他说，“你尽快把那个男孩送过来。”

那时我一周只做两天手术。而这一天并不是我的手术日，所以计划表里也没什么脱不开身的事情。蒂姆快速和我复述了一遍情况。

“你觉得最可能是什么？”我问他。我已经有了自己的推测，但在实习医师成为顾问医的过程中，他们需要学会独立做出判断。

“不是肿瘤就是髓腔什么地方有出血。”他说。

“还有其他可能性吗？”

“也可能是多发性硬化的急性进展？”有时候，像多发性硬化这种疾病的医学表现可能会和肿瘤相似。

“是，有这种可能，但不太像。问题的根源应该还是前两者之一。”

传回的磁共振结果证实了是脊髓腔的问题。这个男孩长了一个蛛网膜囊肿。虽然囊肿本身是良性的，却可能引起脊髓信号传导的中断。在过去几个月甚至更长的时间里，它一直在持续长大，只不过还没有引起令人关注的不良表现。而就在前几天，它终于超过临界点，长大到超过髓腔空间，开始对脊髓形成了压迫。我们需要马上实施引流，刻不容缓。

挂着神经外科牌子的手术室有三个，但有时候——事实上常常会——我们需要额外一个。当时，三个手术室都被占用了，每一个房间都在进行极其重要的手术。虽然我并不想把任何一个病人的手术强行推迟，但眼前的情况万分紧急，我还是给他们打了电话。

"8间，你们还有多久结束？"

"刚开始，大概要3个小时。"

11间："至少4个小时。"

12间："大概60分钟。"

"太好了！"我对最后一个手术室说，"你们结束之后，我要做一个脊髓减压。越快越好。能安排在你们那边吗？"

外科的同事分两种。一种会不停地嘟囔抱怨，哪怕情况紧急，他们也尽可能避免为其他人的急诊让出自己的手术室；而另一种会说："好吧，需要的话赶紧做吧。"幸运的是，这次我们碰上的是后者。

我们按世卫组织的标准做了术前核对。"接下来要进行的是脊髓减压手术。大家注意了，30分钟后患者即将到达。"麻醉科的顾问医主导着核对流程，向前推进手术室里的进度。外科团队已经全部到位，接下来就只有一件事情需要担心了。至此，我的心思终于可以集中到病人身上了。

男孩的囊肿长在了肩胛骨之间的位置。这也解释了为什么他的胳膊可以正常活动，而他肩胛骨以下的其他部分，不仅是已经无法受力的双腿，还有包括肠子、膀胱在内的所有处于问题区域以下的部位，迟早都会瘫痪。

蒂姆接到那通电话之后一小时内，救护车就到了。孩子的父母极为焦虑，为每一个错过或忽视的迹象自我责备。他们哀求每个在场的人："求求你，救救我们的儿子。让我们做什么都行，签什么字都可以。请救救他！"这很自然，我很快会去安排他们该做的事。但现在首要任务是检查这个男孩的情况。北安普敦已经给他插了导尿管，解决了排尿障碍的问题。接下来就看我们的了。

如果是在非急诊手术的情况下，处理一个当天或者隔天手术并无区别的慢性进展疾病，一般是由我的下级医生先和这家人接触。他们会完成最初的沟通事项，讲解我们的治疗计划，并主导一切和家属的后续沟通。这并不是我在逃避自己的工作职责，我可不会像我父亲的心外科医生那样对待患者，而是因为我的工作已经不再是单纯地治病救人，这样做的主要目的是为了训练下一代医生更好地成长。专科实习医师需要学习，因此他们需要在我出场之前先做做那些基础工作。这就是我带学生时践行的"看一次，做一次，教一次"。

主治医师需要先去检查病人，通过问诊——包括病人及其监护人——来记录详细的病史，然后向我做出汇报总结，说说他们发现了什么，并提出接下来的诊疗建议。

一般情况下，我事先已经看过扫描结果，只需要检验实习医生是不是和我思路一致，以确保治疗计划没有偏离。实际的临床经验远胜于考试题目，这样做更多是为了确认我自己没有出错，而不仅仅是检查学员。

我也经历过同样的成长过程，中间当然也有一些小插曲，不过结果还不错。把我的整支军队派上"战场"还有另一个更重要的原因：他们更年轻，更有活力，对知识拥有更多的渴望。因此，相比他们40岁的老板，这些年轻人可能会迸发出更棒的想法。有时候我会说:"你猜怎么着?我本来不是这么想的,但你的主意听起来不错。咱们就按这个来吧。"

无论大家最终采纳我的诊断与否,我通常都会让实习生进手术室跟随整个手术过程,这样更有利于他们和病人保持不间断的联系,持续的参与感也能让他们形成更深刻的记忆。

不过如果病人的状况十分紧急,就需要做出一些调整了。我会和实习生一起去见病人和家长,然后我们中的一个会去手术室告知所有人我们计划做什么,需要准备什么器械,还有我在手术中想听的歌单。与此同时,另一个人会负责让孩子或家长签署知情同意书。

基于眼前的情况,"训练日"可以抛到九霄云外了。没有时间留给那些所谓的标准流程了。我叫上所有人一起去访视,然后各尽其能推进整个手术进程。现在浪费的每一分每一秒都将影响孩子未来的肢体功能。

我站在男孩旁边,一边看病历一边跟他闲聊。他意识清醒,脸上写满了恐惧。他爸爸就在我旁边,我刚从男孩那边转过身,他就用不发出声音的口型问道:"拜托,请告诉我实话,是癌症吗?"

130

"我认为不是，不是癌症。"

"噢，谢天谢地。"他和妻子相拥而泣。我能感觉到他们明显地放松下来，这也很正常。

我真的很想让他们多享受一会儿这一刻的喜悦，但这对孩子来说太危险了。"不是癌症，"我说，"但情况也不容乐观。"

"什么意思？"

我向他们解释了现在的情况。巨大的、充满液体的囊腔在持续压迫脊髓，并且几乎完全阻断了信号上下传输的通路。时间拖得越久，越有可能导致不可逆的后果。"我的意思是，你儿子有可能恢复不了下半身的生理功能，包括腿、肠道、膀胱的功能，还有性功能。"

这位父亲立刻紧张起来："拜托，杰伊医生，别在孩子面前说。我不想让他听到这些。"

我默许了，从病床边退开了一会儿。但并不是因为我认同他的话。这位父亲快要崩溃了，他只想让我救他宝贝儿子的命，而我希望确保这是一次带来尽可能少痛苦的救治，其中也包括减少精神上的不适。

我向这对父母说明了我的诊断，然后粗略地讲了一遍我们准备进行的手术流程。我尽可能说得直白，不作保留。

"我们会尽最大努力挽救你孩子的下肢和膀胱功能。结果可能成功也可能失败，有可能我们只能恢复其中的一小部分。具体结果依目前的情况还无法确定。唯一确定的是，如果不立刻手术，不抓住现在这个机会，他的情况只会越来越差。"

这对父母却不同寻常地显得有些高兴。他们只是希望有人做点儿什么。这是唯一能让他们觉得安慰的办法。但告诉患儿父母手术的计划只是我工作的一部分。

"现在，"我说，"我需要和你儿子谈谈。"

"绝对不行，"这位父亲说，"他太小了，还不能接受这些。"

这是常见的回应。正常情况下，我会循循善诱。可正常情况下，我有更多的时间。"如果换作是你，你愿意对自己身上发生的事情一无所知吗？"我质问他。

"当然不愿意。但他还是个孩子。"

"是的，他现在是一个被吓坏了的孩子。而我的职责就是在我能做到的范围里尽最大努力帮助他。此时此刻，我的职责就是向他明确地解释我们准备做的事情。我无法想象他现在正经历着怎样的恐惧。试想一下，你四岁的时候腿和屁股突然都不能动了，然后在没人告诉你发生了什么的情况下，你被注射了麻醉药，醒来的时候后背一直疼，脊柱上还带着一根管子，一定会被吓坏的。"

"我不知道……"他的妈妈说。

"很抱歉，现在最重要的是抓紧时间。我尊重你的意见，但你也必须尊重我的！"我据理力争，"相信我，我一直是这么做的。现在保守秘密，在未来只会造成更多的伤害。更重要的是，他是我的病人，不是你的。我不准备对他撒谎。"

这话听起来过于严厉了，但我们是在和时间赛跑。小孩子的想象力总是十分丰富，如果一个小孩在毫不知情的情况下经历了一场大手术后清醒过来，他会脑补出怎样恐怖的场景？这样对待他不符合我的理念。虽然对四岁的孩子而言，能接受的东西有限，但我还是想讲一遍最基本的情况。他的父母犹豫再三还是接受了我的做法。

"你的腿和肚子都是通过你的后背控制的，你的后背出了问题，所以它们现在没办法好好工作。接下来我们准备用一些药物让你睡着，然后打开你的后背看一下，看看能不能把你的腿和肚子修好，我们必须得让它们好好工作对不对？等你醒来的时候，你会感觉后背有一点疼，大概过一两天就会好起来。到时候，可能会有一根小管子从你背上伸出来，会感觉有点儿别扭，但不会疼。过段时间我们就会把它取出来。"

病房里准备了很多小玩偶，方便我们给小朋友作讲解。在小兔子和小熊的帮助下，我顺利地向他展示了我们准备做的事情。

我想象的最好的场景是，这个小男孩醒过来的时候，迷迷糊糊、晕头转向，不知道自己在哪里。随着痛觉感受器逐渐开始起作用，他会感到不适，会发觉有什么东西插在他后背，但他会想，*噢莽莽，杰伊医生跟我说过会有这样的情况。他说过我会疼，但一两天就好了，所以应该没问题。*知识就是力量，这句话对四岁的孩子来说同样成立。

我走进手术室的时候，手术团队已经消毒完毕在那里等待了，其中包括两位麻醉大夫、一位麻醉助理、我的专科实习生、一位器械护士和另外两位护士，还有几个学生。除了学生之外，每个人都清楚手术的计划，设备也已经准备就位。这个团队刚刚完成了另一台救命的手术，这对他们而言是家常便饭。我敢打赌，即使手术中出现问题，也不会是他们的错。

我比病人提前十分钟进入手术室。麻醉准备间就在隔壁，与手术室完全分开。我听见他的推车被推了进去。麻醉团队正让男孩在舒适的环境中被注射麻醉药物。按照经验，救护车工作人员、患者家属以及其他医院的跟车人员可以随同进入麻醉准备室，但也仅限于此。与麻醉室一墙之隔的手术室是个洁净的环境，是我的主场。如果出了问题，即使是其他人导致的，最终也得由我来向病人和家属做解释，所以我必须保护好这个地方。

病人被推进来放在了手术台上。我们小心地摆放他的身位，保证男孩的皮肤不会被压伤。接下来是例行核对，蒂姆把片子递给了我。

"确认片子和患者方向，"我说着，等待其他人的确定回复，"确认患者姓名。"

核对病人的身份信息看起来像是浪费时间，但真的发生过意外。谢天谢地，出意外的并不是我。曾经有一台手术，因为片子挂反了，导致病人在截肢手术中被截错了腿；偶尔也出现过因为名字太像，医生下刀以后才发现接错了病人的情况。这种错误的确会出现，但只要认真进行核对，出现错误的可能就会很小。

我们完成了清洁，进行了消毒和灭菌处理。终于，一切就绪。随着影音系统调试完毕，音乐在手术室中响起，切换到手术工作模式的我刷手上台。

我们的目标是把压迫病人脊髓的囊肿中的多余液体引流出来。男孩肚皮朝下，我在他的背部中间做了一个垂直切口，穿过皮肤分离了他还很细小的脊柱两侧的肌肉。碰到骨头之后，需要腾出操作的空间，器械护士递来打开脊柱需要的钻头。

我的任务是取下一定长度的脊柱，就像从一只环环相扣的手链上取下几个圈环一样。我做的切口大约有10厘米长。这听起来不长，但对于一个四岁儿童来说是很大的创伤了。稍微左右偏差几毫米就有可能损伤他的脊椎关节，如果穿透太深可能会更糟糕。

我从脊椎侧面下刀，确保韧带连接着所有剩下的结构。这是个繁复的工作，但完成的时候非常令人愉悦，感觉有点像把一只橘子皮整个剥下来。

脊髓位于脊髓腔内，完全被液体和脂肪包围以减轻外部冲击。有了这层保护，人在活动的时候，脊髓就不会猛地撞击到脊柱的骨头上，这和脑组织在颅内的缓冲很相似。囊肿会导致脊髓和脊柱之间的支持性液体突然增多，脊髓的环境会变得更加舒适。但如果这个充满液体的囊肿越长越大，它最终就会膨胀到超过脊髓能够承受的限度，这就是我们所说的"代偿失调"。突然之间，脊髓会因为严重压迫而失去充足的供血，这时候身体功能就会受到影响了。

这个过程像是在东京坐地铁旅行，在你觉得车厢里已经再塞不下任何人的时候，一位戴白手套的工作人员走过来，又塞了几个人进来。因为空间不足，车厢里的每个人都几乎被挤扁，呼吸困难，尊严早被挤到了窗外，但他们还在继续往里塞人。

我在男孩的脊髓上寻找的囊肿，可能厚度只有我小拇指的一半。当我抬起男孩脊椎的一环时，包裹脊髓的纤维囊，也就是硬脊膜便暴露出来。我们借助显微镜放大术野，打开了硬脊膜，并用缝合线使它维持张开状态。这是阶段性的胜利。现在我可以清楚地看到囊肿了，它内部充满液体，格外显眼。现在的目标就是打开囊腔，引流液体，同时试着做"开窗"，也就是在囊壁上尽可能多切一些洞，避免它再次被液体充满。

我们可以只做一个穿刺就完成囊液的引流，然后缝上它，等着男孩在几天后恢复一些身体功能，但这样做会导致不久之后的并发症。无论囊肿是由什么引起的，液体都会持续不断地产生和积聚。半年内，这个男孩就会再一次因为类似的症状到医院来。

因此，只切一个洞是不够的，我需要切好几个洞，最好是五六个。人体有个烦人的特点，就是会对任何伤口进行无差别修复。通常情况下这是好事，但对这个病例而言，这种无差别自愈就会造成大问题。切两个洞，身体可能会用半年的时间修复一个，一年以后另一个可能也会长上。但要是切五六个洞，还能全都长上，那就真的是太倒霉了。

扎小人似的缝针工作做完以后，我缝合了硬脊膜，然后把端出来的脊柱链条放回正确的位置固定。还原的过程必须尽善尽美，这样才能确保脊柱的生物力学结构的完整性。如果位置稍有差池，这个正在长身体的男孩可能就会出现脊柱侧弯或者其他问题。

把切开的组织拼回去和关闭伤口花了一个小时。最后所有结构都被重置回了原本的位置。整个团队已经竭尽所能，我宣布手术结束。大家可以开始为过去几个小时里原本该做的那台手术做准备了。而我则需要去和孩子的父母谈一谈，然后就是等待，耐心地等待。

我从来不对外科手术的效果做出保证。同样，除了几乎板上钉钉的事，我也不会做出任何额外的暗示。我一向谨慎，我会告诉病人自己知道的一切，不做任何夸张，只是简单陈述可能性。我提醒过这个男孩，手术有可能可以改善他的状况，但我不能保证。我也和他的父母说过同样的话。

经过了4个小时的手术，病人平安回到病房。这台手术临近傍晚开始，一直到午夜才结束。在非手术日，按照今天原本的计划，我应该已经准时回家吃晚饭了。现在如果抓点儿紧，说不定还能赶上晚餐的尾声。不过，就算再怎么期待我妻子做的美味，我还是要先向男孩的父母告知手术情况才能走。

"我们按照预定计划完成了所有操作。"我说。

"治好他了吗？"

啊……常见的问题。"我们搞定了囊肿，但脊髓是个很复杂的身体结构。我们应该已经阻止了病情的恶化，但我不确定症状是否会有实际的改善。"

慢慢地，男孩微微动了动身体。我试着让他动动腿，但什么都没有发生。*为时尚早*，我想。经过这一整天的折腾，他累得直接又睡了过去。今天就到这儿吧。我向我的团队以及孩子的父母告别，踏上了回家的路。

第二天一早例行的查房开始了。我管着11位病人，每位都很重要，所有人的病情变化都符合我的预期，甚至包括躺在重症监护病房的那位。有两位患者我批准今天出院。还有两位准备当天晚一些进行手术。但我内心最急着见到的那一位，却让我失望了。

我和男孩的父母说了"早上好"，也和我的小病人打了招呼。让病人本人加入所有的讨论是非常重要的。我问了问他晚上感觉怎么样，然后转向护士进行询问。"有什么特别要汇报的吗？"我问。

负责他的护士回答说没什么重要的。"体温正常，心率正常，睡眠节律正常。伤口无渗出。"

男孩已经醒了，在疼痛的间隙还在微笑，这总能给最冷酷的心带来希望。但当我问他"能动动你的脚吗"，他的回答是"不能"。

"你确定吗？试着动动大脚趾呢？"

他集中精神，盯着自己的脚，仍然什么也没发生。

我轻轻碰了碰他的脚趾，但他感觉不到。和术前的状态完全一样。

"没关系，"我之前也是这么对他的父母说的，"可能需要花点儿时间。"

随后的几天都是同样的结果。他的父亲已经快崩溃了，他想要一个结果。

"我说过，手术本身和预计的一样，但效果如何还不清楚。现在下结论为时尚早。"

"还早？我们还要等多久？"

"需要多久就等多久。"

每天我都会去病房，每天都是一样的结果。"能动动你的脚趾吗？"

"动不了。"

"你确定吗？每个都不行？动一动大脚趾？"这看起来很蠢，但每次让别人这样做的时候，我都记得这句话是出自昆汀·塔伦蒂诺的电影《杀死比尔：第一部》。只不过在电影里，是乌玛·瑟曼扮演的病人自己指挥自己这样做。

不管怎么说，在约翰·拉德克利夫医院的这位小病人没有做到。"没关系的，明天再试试。"

日子一天天过去，他的妈妈变得越来越平和、乐观。与之相反，他的爸爸却越来越焦躁。他迫切想要一个答案，一个结论。"他什么时候才能跑步？什么时候能骑自行车？什么时候能恢复拳击课训练？"至少，他嘴上是这么说的。不过他真正追求的是与自我的和解。他始终认为是自己耽误了儿子的病情。"他说肚子疼的时候我怎么没有听？怎么会没有发现他走路姿势变了？那天如果我能早一小时叫醒他，就能早一小时手术，说不定就会好很多。"

看着他如此折磨自己，就像看着我的小病人状况毫无起色一样痛苦。这一切并非这位父亲的错。当一个孩子抱怨任何事时，父母让他"跑一跑""去尿尿""早点儿睡"，都是人之常情。这些都是立竿见影的办法，而且通常奏效的可能性更大。

"听我说，你绝对没做错什么。你怎么可能知道他在经历这些？你需要原谅自己，然后把精力花在照顾孩子上。现在时间还早，"我安慰他，"我们需要有点儿耐心。"

医学康复不仅仅指身体，也包括精神状态的康复。你必须打心眼儿里认真去做这件事，并且为之付出努力。无论4岁还是40岁，人很容易自暴自弃地选择放弃努力，"啊……反正永远也做不到"。这样的话如果说出口也很容易变成现实。事实上，病人的心理状态直接影响到他们的实际康复效果。一个4岁孩子，听着他的父亲喋喋不休地在旁边说着"没用，没用"，怎能做到康复呢？我不仅在治疗我的小病人，还必须治疗他的父亲。

4天过去了，然后是5天、6天、10天。那时我非常担心，于是又安排了一次扫描。如果手术部位在我开刀后出现了血栓，这就能解释得通了。但片子上看不出任何血块，一切似乎都很正常。

第11天，我再一次穿过大楼。当我和我的团队成员走进病房时，男孩的父母几乎连头都没有抬。屋子里仿佛被人打翻了一瓶名为"愧疚"的香水，里边的味道浓郁地弥漫着。我和这对父母的团结遭到了考验，那一刻，我愿意做任何事来让他们减轻自责。

"早上好，"我说，就像前面的10天一样，"有什么新情况吗？"

"没有，"我的小病人说，"对不起。"

"没关系，完全可以理解。既然我在这里，你能不能试着动动大脚趾？如果做不到也没关系，没事。"

我甚至都没太认真，反而是被这个男孩自己的反应拉回了注意力。他突然开始咯咯地笑了起来，向前指着，大笑着。

发生了什么？他的大脚趾动了！就像2003年的乌玛·瑟曼一样！准确地说是所有的脚趾都在动，两只脚的末端都活过来了！这太令人激动了，这个病房已经很久没有见过如此振奋人心的场景了。

是的，你可以说这只是身体相对较小的部分，但脚趾距离大脑也是最远的。如果信号能够穿过任何阻碍抵达脚趾，那么它很有可能也会抵达这之间的各个部位。对这个男孩来说，这就意味着双腿、肠道和膀胱，都可能恢复过来。

说得有点儿远了。虽然目前我们只是手握一场小小的胜利，我依然高兴得快要窒息，我的实习生和其他工作人员也欣喜若狂。男孩的妈妈目瞪口呆，而他的爸爸看起来特别想要扑过去拥抱所有人。当然了，他的热情没有止步于此。"来吧，我把你扶起来走一走！"

"拜托，先生，"我说，"你得给他点儿时间！他这种情况还需要一些时间来学会重新控制脚踝，现在就到动动脚趾为止吧！你非要强迫他的话，他也不好受。"

孩子爸爸看起来很懊恼，"啊，对对，没错，你说的有道理"。

事实证明，这已经不是我第一次完全错误了。男孩康复的速度就像拧开的水龙头。第二天一大早，在去开会的路上，我惊讶地看到一个小男孩笔直地坐在那里，看起来很无聊。他的腿部功能已经恢复很多了。在过去的24小时，他从只能动动大脚趾进步到了可以转动脚踝、弯腰和撅屁股。即使在我们这种工作了好多年的人看来，这也是一个惊人的进展。

大约3周后，男孩出院了。我很确信，那时他的腿和其他身体部位的运动能力都已经完全恢复了。我是怎么知道的呢？因为在约翰·拉德克利夫医院的最后一天，他在没有任何人帮助的情况下，自己走出了医院的大门。

正如那一天一样，有些日子会洒满阳光。正是这些阳光灿烂的记忆，平衡着我们内心的阴霾。

出院并不意味着能逃离我的手掌心。大部分病人需要每隔6到12个月回来做一次复查，以便我跟踪术后的进展，监督理疗和康复的效果。有时病人恢复得很顺利，那我们就会把下次见面推到1年甚至3年以后。偶尔也会就此告别。

在这个小男孩步履蹒跚地离开我们医院，返回北安普敦之后的第四年，他来我这里进行了最后一次复查。这时的他几乎不记得自己当初有过那么一段没法像正常人一样走路的日子了。要不是病历里记得明明白白，甚至连我都不敢相信他曾有过那样一段时光。很欣慰，我不需要再给他看病了。从那之后，就有了开篇提到的那些圣诞贺卡。

第九章　乐购测试

手术室里的音乐声很少停歇。我和我的同事们对于音乐的品味有时候不尽相同（其实"有时"应该换成"总是"，"不尽相同"读作"完全相反"）。我的同事们基本都知道，在做特别需要集中注意力的事情时，我需要听着音乐，所以他们平时不太管音响里放什么。偶尔我们做一些比较简单的工作时，他们才会把播放列表偷偷换掉。在这方面，我已经努力试着更合群了，我觉得自己跟以前相比进步很大，因为我总会被孩子们逼着在流媒体上听周日下午热门榜单前四十的歌曲（这时候，我总会怀念很多年以前为了录下自己喜欢的歌，手指时刻悬在录音键上的那段日子）。

只有在一种情况下，音乐会被关掉，而我不会抱怨——音乐是我亲手关的，这时候从来没有好事儿。

小孩的头骨并不是特别结实。刚出生婴儿的头骨是由很多块骨板拼接而成的，它们中间有骨缝，被称为

"颅缝"。婴儿头顶中央有个被称为"囟门"的菱形区域会起伏搏动，就是因为这里实际上并没有骨板。这些颅缝都是骨骼生长所依托的骨膜的一部分。颅骨发育和颅缝闭合的过程有点像水结冰的过程：一块块骨板就像是水中正在凝结的冰片，它们随着时间逐渐扩大，互相靠近，最终衔接在一起。

骨板本身非常结实，但它们的连接处，也就是骨膜，则非常柔软。其原因有二：第一，整块颅骨体积很大，所以婴儿出生时组成颅骨的骨板必须能够移动并相互重叠，使婴儿的头部在分娩过程中顺利通过产道。第二，颅骨在婴儿两岁以前发育极快，两岁婴儿的头围已经达到成人的80%了。所以在孩子发育的过程中，骨板之间的骨膜处就是供更大面积的颅骨生长的地方。

考虑到人类个体在降生后最初两年里的发育速度和对脑容量提升的巨大需求，颅骨需要尽快发育也就不足为奇了。人类的婴儿和类似长颈鹿那样的动物不同，鹿宝宝从妈妈肚子里生出来的时候就已经可以独立行走和进食，是个完整的个体了，而人类的婴儿什么都不会。但这种状况并不会持续很久，他们转眼之间就会从软趴趴的依赖状态变成爱大吼大叫，有时还会扔东西的软趴趴的怪物。他们会爬来爬去，吃东西，试着和人交流，蹒跚学步，做出各种各样精巧的动作，总而言之，他们会以超快的速度长成小小的人类，用不了几个月就能实现成长过程中一次质的飞跃。难怪大卫·爱登堡（David Attenborough）把他们称为动物界最令人印象深刻的生物。在这个过程中，一系列大脑的重要发育都发生在很短的时间里，而骨板的生长必须与大脑的发育保持同步。

如果发育没有保持同步会发生什么呢？比如，如果两块骨板过早融合，会发生什么呢？这种情况被称为"颅缝早闭"，有时候也会发生在未出生的胎儿身上。这种情况下，胎儿会发育出小而坚固的头骨，这并不会影响正常分娩。与之相比，更常见的情况则是骨板在婴儿出生后发生融合。但不论哪种，都不是什么好事。如果整块颅骨融合成一体，头部的生长空间就会受到限制；如果只有一部分骨缝提前闭合，使某一边颅骨变硬，那么当大脑需要发育和扩张的空间时，颅骨就会向另一边生长。举例来说，大脑本来应该向两边生长、施压，现在如果左侧骨板之间的缝隙闭合，没法往这边长了，大脑就会往右长，并且给右边双倍的压力，最终导致头部明显变形。

当然了，正常情况下很多婴儿出生的时候，头部也都会呈现出一种"有趣的形状"，尤其是在分娩过程中使用了产钳或者其他类似工具的情况下。孩子的父母往往会因为看到新生儿而格外兴奋所以没能第一时间注意到这个问题，但有时候助产士会注意到。如果头部变形的问题是在孩子出生一段时间之后出现的，则往往是父母们最先发现。对父母来说，互联网的存在是件幸事。只要有一丁点不放心，他们就能马上打开谷歌做上一通"科研"，然后带着一沓打印的资料去咨询他们的健康访员[1]或是全科医生。不幸的是，医生们听到谷歌看病的时候往往不屑一顾。我能理解为什么：某些网站会把简单的头疼说成是脑瘤。不过，有时候孩子父母的第六感确实是对的。很多来到我这里的人都曾对我说："谢谢你认真对待我的情况，其他人都说我疑神疑鬼。"这对我而言倒是简单，毕竟只有确诊了的病人才会被送到我这里来。

不论颅缝早闭的发生时间是在出生前还是出生10个月后，通常要到婴儿12个月大左右才有实际的治疗意义。虽然说每推迟一天治疗，都会导致压力在颅内积聚，但过早手术只会让这个问题再次发生，然后患者将不得不再次接受手术。实话说，英国医院治疗颅缝早闭的时间窗口并不是被广泛接受的，与世界上的其他医院相比，

---

1. 负责当地公共卫生工作的专员，有点像家庭医生或者当地健康咨询顾问。

我们进行治疗的时间相对较晚。但我觉得，选择这个时间点进行治疗从长远来讲是更有效也更稳妥的。

即使颅缝早闭的生理指标不好辨识，孩子在行为上的异常也很容易被发现。如果婴儿颅内压有问题，就会变得暴躁、不愿意躺下、不好好睡觉，有时进食会突然中断。如果情况特别严重，就不仅有临床症状，还会出现发育问题。这样的婴儿会错过一些重要的发育节点，比如没能在应该能坐起来的年龄坐起来，或者在本该能伸出手去主动触摸的时候无法伸手。简而言之，他们可能无法按正常节奏发育。有些婴儿可能会出现视觉问题，特别是在一些基因或遗传病例中，婴儿可能会发生复视，或者没有发育出对三维空间的立体视觉。

不管是父母描述的还是从家族史中查出来的，这些表现往往都指向同一个问题：颅骨过早闭合，从而挤压大脑。这时，就是我们出场的时候了。

患者是个6周大的女婴。另一家医院把她转到我们院的时候备注了一句：这个婴儿患有明显的颅缝早闭。我们计划在接下来的几周让她去门诊，先对她进行观察和一系列检查，然后制订一个治疗方案。这些在她当时所在的医院第一次联系我们的时候就商量好了。

但他们几天后又给我打了电话。"病人可能不光是颅缝早闭。她突然开始严重呕吐，你能早点看一下她吗？我们把她送过去。有可能是克鲁宗综合征。"

克鲁宗综合征是一种遗传疾病。由于颅骨细胞上的一个特定受体发生突变，改变了骨骼的生长方式。这意味着不仅颅缝会快速融合，患者大脑的解剖结构也会发生变化，为脑积水大开方便之门，导致大脑中间积聚液体。较小的颅骨增加了病人的颅内压力，而脑积水的存在又增加了颅骨的内容物，让情况雪上加霜。

我们对她做了检查。临床上看，她确实患有克鲁宗综合征伴随颅内压力过大。颅缝虽然已经闭合，但大脑依然需要空间去生长。如果所有颅缝都开始闭合，那么颅骨上承受压力的点就变成了骨板的中心而不是边缘。虽然骨骼是硬的，大脑是软的，但大脑也会慢慢向外挤压，进而侵蚀骨骼，就像水侵蚀岩石。

这个小婴儿的头部正是典型的克鲁宗综合征的头形：整体很小，两边宽，前端高。头骨呈现出三叶草的形状，因此也被称为"三叶草头综合征"。显然，产生这么大的变化需要时间，远比6周更长的时间，问题在胎儿还在母亲的子宫中时肯定就已经发生，甚至可能已经持续了几个月。同样明显的是，这不是那种可以等上12个月或者

18个月再进行手术的病例。

除了颅内压升高，我担心宝宝还可能有查理氏畸形，而且不是轻症。这种畸形指的是小脑底部本应在颅骨内部的部分向下侵入脊椎顶部，这会导致脑干的重要结构受到压迫，并同时阻塞脑脊液流动，进而导致脑积水。

婴儿的面部发育也出了问题，这导致她的鼻腔和气道有些畸形。如果不加干预就会导致呼吸问题，这样发展下去将不得不进行气管切开。好在，婴儿天生就是通过小小的气道哼哼唧唧的，将她们本就狭小的气道做一点规范并不困难。

什么时候开哪台手术并不每次都由我决定。但是，这个孩子从被送到这里的那一刻起，就在手术排期中占了最高优先级。

我和另一位顾问医，两名整形外科医生，还有一些护士、主治和实习生刚刚完成了查房，核对过世卫单上的内容。我熟识团队中的每一个人，他们知道我们将要面对的是什么，跟他们解释这手术有多复杂都挺难了，遑论对孩子的父母解释。

我们将要面对的并非一个能够当即解决的问题，这个婴儿需要的治疗并不简单。手术可以改善她的情况，这点我可以肯定，但到底能改善多少就很难说了。而且，治疗过程本身也是困难重重。我们即将进行的手术只是一系列手术中的第一个。当孩子醒来时，克鲁宗综合征导致的生理和身体功能问题会依然存在，这些将会伴随她的一生。

我们设计的一系列手术的目的都是为了让孩子的大脑能够生长，以及让颅骨和面部正常发挥功能。我们更进一步的期望是，让孩子的颅骨和面部在观感上也能有所改善。简单地说，我们希望她能通过所谓的"乐购测试"（Tesco Test）。我不知道谁发明了这个词，但通过测试意味着当她长大到一定年龄之后，能在逛超市的时候昂首阔步，充满自信。

系列手术中的第一个比其他几个更加重要，每件事都需要细致规划。我们要想办法给大脑留出生长的空间，并确保这次手术不会影响后续的手术。只想今天要做什么是不够的，这个计划需要勾勒出她未来十年的人生，因此我们要和颅面整形外科的大夫密切合作。这次跟我合作的是我的朋友兼同事戴维·约翰逊。

查理氏畸形和脑后侧的压力问题需要最先解决。此时孩子颅骨的骨骼已经被侵蚀成了一个个指节的形状，只剩下一层滑动的外壳。"指节"中间是一些相对柔软的物质，不光有硬脑膜，还有真正的大脑组织。

孩子的每一次心跳都会让她的大脑经历一次轻微的震动，给颅骨内部造成一定挤压。由于骨骼和脑组织之间显著的节律差异，骨骼会被大脑一点点磨损。大脑的表面是凹凸起伏的，这些突起被称为"脑回"，也可以称之为"山"。最先被磨损的是脑回附近的骨骼。与脑回对应的凹陷，即我们称之为"脑沟"的区域较少摩擦到与之相邻的骨骼。于是颅骨的骨骼就呈现出指节的形状。最终，大脑的沟回和指节状骨骼重合，并把骨骼纳入脑组织结构中，导致颅骨最后长得像个胡椒罐，这是我们对这种情况的形象化概括。

这场赌博的赌注不能再高了。在把这些指节状的骨头取出来的同时，我们还必须保证下边覆盖和环绕的大脑组织不被破坏。由于患者脑后侧异常生长出来的静脉数量很多，这个过程会十分复杂。手术刀或者解剖器械的一个小小的误操作，就可能造成非常严重的后果。一旦出问题，最好的情况是静脉出血，而如果出血严重，血液回流进入大脑，则会导致中风。

最坏的情况则是血管里吸入空气。任何一个上过高中生物课的人都知道心脏是储存血液而非空气的。在静脉上开个口就好比在高速公路上打开车窗，空气会极速大量地灌进血管。很可能上一分钟你还在取一块骨头碎片，下一分钟就得面对空气栓塞，几秒之内病人就有可能死亡。

要理解这个过程，可以想象一下深海潜水员。如果上浮速度太快，他们的血液里就会有过量的氮气泡，这可能会导致肺部出现问题、引发中风，甚至可能致命。手术台上的婴儿即使连脚趾也没有弄湿，经历的却是完全相同的事情。血液中的气泡就像是在水里放肥皂液，它产生的气泡会被泵到肺里，然后阻断血液向肺部流动，给氧气输送带来严重的问题。以上这些只是理论上的说明，一些你只应该从课本里学到，祈祷在现实中永远不要遇到的情况。但从一开始，我满脑子担心的就都是这些。

我们在病人的头皮上开了个切口，拨开皮肤层让我可以触及颅骨。呈现在屏幕上的扫描图像被设置得比实际尺寸更大。仔细查看过扫描图像以后，我透过手术放大镜再次检查切割区域有没有静脉。确实没有。即使如此，我依然一直在戴维做切口时观察着患者是否有任何变化或者出血。

一切按计划进行。我们把皮肤翻到后边，开始手术的第二阶段。我用非常精密的解剖工具和一种类似于显微刮刀的东西抬起大脑，然后试着用一把小钳子一点一点夹断我们要去掉的骨头。这是一个缓慢而细致的工作。用钻头倒是可以削掉大部分骨头，但出错的风险太大了。这件事必须一点一点地用精细的手工去完成。

每一下干净利落的清理都会让我长舒一口气，但也会让压力持续增加。接下来的每个动作都更加危险，发生事故的可能性也更大。

我们干了将近两个小时，这时候麻醉大夫突然来了一句，"情况不妙"。苏米特·达斯是这一地区最好的颅面麻醉大夫之一。虽然他的音乐品味很差，但专业水平极高。如果他开始担心了，我们所有人就都该注意。

大家停了下来，看着他，听着设备发出的声音。心脏检测器听起来不太稳定。出问题了。

"氧气含量变了，"苏米特喊道，"血压下降！"

"怎么回事？"我问道，但其实已经知道答案了。

我们打开点滴，然后开始往婴儿的头上倒水，这样可以防止更多的空气被吸入。"空气栓塞。"他把注射器接到婴儿的点滴上，同时证实了我的怀疑。

"肾上腺素。"他叫出注射剂名称，同时开始注射，试图激起患者的反应。

婴儿没有任何反应。或者说，比没有反应更糟糕。

有一个尖锐而持续的"哔哔"声，就像我们在所有医疗类电视剧里经常听到的一样。这种"哔哔"声只意味着一件事：心电图正在变成一条直线。

"天呐！"苏米特说道，"她心跳停了！"

好几件事情在一瞬间发生。首先就是音乐声戛然而止。我不需要问是怎么回事，也没有抱怨，毕竟我也没心思听音乐了。心跳停止最主要的原因就是我们刚才碰到了静脉。戴维把婴儿的头皮收起来，我继续往切口处注水，让水坑保持在我们希望的地方。整个过程迅速、疯狂、争分夺秒。不过与麻醉大夫做的事情相比，我们所做的不值一提。

麻醉大夫最基本的工作是监测患者的心率并将它保持在合适的状态，整个手术中他都无事可做才是最好的情况。而现在，他正把手放到盖着患儿的床单下边，几根手指锁定在患者的脊椎上，剩下的拇指在正面做微小但有力的胸部按压。他开始按压、计数、按压、计数。如果用力过猛，就有可能按断婴儿的胸骨导致其心肺受损；但如果力度不够，就没办法重启脉搏。

每个人都很清楚自己在做什么。我们术前讨论过这种情况发生的可能性。即使如此，真正面对这个问题却是另一码事。我们都冷静客观，沉着应对，起码表面上是这样。大家的目标只有一个，让孩子起死回生。

我已经竭尽全力了。戴维和我看着苏米特，他的脑袋离我不到一英尺。30秒飞快过去了，我感觉压力越来越大。

"好了，"过了一会儿，苏米特说道，"咱们停一下看看情况。"他停止了按压，可他的手并没有离开。我们看着屏幕，手术室里一片诡异的寂静。然后，我听到了一点声音，是"哔"声，很微弱的一声。随后又是一声，然后又一声。

我看着麻醉大夫，他已经汗流浃背了。他检查了一下设备，手从婴儿身上挪开。他看着我说："危机解除。我们尽量别再出这种事儿了，好吗？"

我曾经提到过，一位好的器械护士可以让整个手术室运转起来，外科大夫在一定程度上监督着实际的手术过程，而麻醉大夫负责患者的整体状况。也就是说，我决定我们要做什么，而麻醉大夫决定我们不做什么。

发生心电图平了这种事儿之后，总要做一些总结和补救。苏米特会尝试用各种方法让患者的血压和心率恢复到可以手术的状态。如果他有任何顾虑，都可以叫停手术。面对现在这种情况，没经验的麻醉大夫很可能会因为恐慌而叫停手术，但苏米特没有。他了解我们，对我们之前讨论过的可能出现空气栓塞这件事很上心，而且做好了应对的准备。当最糟糕的事情发生时，我们作为一个团队能够及时处理棘手的情况。在他确认婴儿的状态重新稳定之后，认为没有中止手术的理由，所以手术继续，没有再出别的问题。

手术室里的另一个顾问医戴维·约翰逊正准备接过后面的工作。我的任务是协助他从脑后取下头骨。一系列骨头组成的"岛链"一路延伸至颅骨与脊椎的交界处，我们把这种情况叫作"胡椒罐颅骨"——这就是患者的颅骨现在的样子，上边有很多洞。"千疮百孔"的颅骨原本环绕着整个头部，但只要解除脑后的限制，我们就可以减轻大脑承受的压力。

我的任务只是移除畸形的骨头和保护大脑，这场手术的真正主角则是戴维这样的整形外科专家。他要做皮肤切口，从颅骨上揭开这块皮肤，规划新颅骨的位置，再按照规划的样子把骨头重新放好，为大脑准备出更大的生长空间，最后进行缝合。这次情况稍有不同，我已经把所有"指节"状的畸形颅骨都清理掉了，所以并没有骨头能被放回去。婴儿的脑后部留下了一个巴掌大的空间，这对一个6周的宝宝来说已经相当大了，戴维把头皮直接拉过婴儿脑部受影响的区域，这样一来，病人脑后就基本没有骨头了。这样做可以为宝宝未来的大脑生长留出空间。多亏了这次手术，下次手术可以等到一年后再进行。

很难想象脑后部有一大片没有骨头，我的意思是，这种情况要怎么躺着呢？你肯定会很介意自己脑袋后边那块是软的对吧？但好在婴儿似乎从来不会意识到这件事。我想可能是因为颅骨的其他地方也很软，所以他们感觉不到从哪里开始就没有颅骨了。看着后脑没有颅骨的婴儿往后仰躺时，会让人惶恐得屏住呼吸，但他们却毫无知觉。这真的很神奇。

这类手术需要和整形外科密切合作。这些年来，我认识了很多整形外科的大夫，他们都有着非凡的天赋，而且乐于助人。他们不只做整形手术，还能做面部拉皮、腹部拉皮和隆胸。他们在这里是为了让病人能过上正常的生活，让他们能通过"乐购测试"。

我们将在未来5年里为这个孩子做7次手术。每一次手术都是为了让她更接近这个目标。每一次手术都至关重要。

我们要关心的不仅是头发下边的颅骨。患有这种疾病的孩子脸都非常小，他们面部的骨骼在发育过程中会严重受限。如果不进行干预，婴儿的眼眶，也就是眼窝，在女孩长大之后会依然很小。这种情况持续了一年多。女孩长到两岁的时候，我们在她头部正面进行了一次手术。

随着黑色安息日乐队的音乐响起，我把婴儿前额连同眼眶的上半部分完整利落地分离开，就好像举起了一副眼镜。随后，戴维把这部分改造成了一副更大的"眼镜"。本质上我们是改变了这块骨头的形状和位置，把它放到了颅骨上更靠前的位置。我发现整个过程很有趣，和其他人一样，我在这套整形操作面前不过是个"小学生"。整形外科大夫为我规划好下刀的位置，并负责把这些碎片拼接成一个新的颅骨，而我只需要当一个高级木匠就可以了。

在女孩面部的其他部分长大之前，拼接的结果看起来有点瘆人。骨骼之间还留有空隙，我们用锯下来的碎屑做了填充，然后覆盖上皮肤。人类的身体很有意思，这些空隙很快就会被生长成形的骨骼填满，这让我们的工作容易了许多。

对于那些由于遗传因素患病的孩子，比如所谓的颅缝早闭综合征患者，这些空隙更不需要担心。这些患者特殊的症状源于骨骼以过快的速度沉积。我们要担心的反而是它们闭合得太快。

如果是婴儿，我们会优先处理面部的上半部分。理论上来讲是可以一次处理所有地方的，但这有点浪费时间。因为在孩子最终拥有"成年"的脸型之前，需要不断重复这一过程。一直到孩子长到八九岁，甚至10岁的时候，我们才能大概知道他们最终会长成什么样子，知道具体应该把面部做成什么样，有些人甚至要等到20多岁才能完成面部的最终发育。

这个漫长的过程对于父母来说是很艰难的。这6~8次并不连续的手术会跨越多年的时光。在这段时间里，患者和她的家人都需要去接受和面对她与常人大相径庭的外貌。而且，并不是每一次手术的效果都是立竿见影的。比如我们把婴儿头部的"眼镜"部分向前移动的时候，它看起来肯定不对劲。但我们做这些不是为了让她在当下的某一天或者某一年变得更好，而是在为她的长期成长打基础。她需要一点一点长成自己本应长成的样子。

那对父母的优势在于他们掌握的信息。用他们的原话说，"提前知晓就是有所准备"。与之相对的，有的父母在工作的时候突然接到电话，得知孩子被车撞了，被送到了重症监护室，没有人预先告诉他们有什么后果，没有时间让他们仔细思考或是做些心理准备，这完全就是突然袭击。

而当一个孩子一出生就患有影响其颅骨结构的"医学"疾病时，这个问题会很早就被标记出来，并且处理过程将会按照计划稳健而有条理地进行。孩子的父母会有足够的时间去调整心态。

当我们第一次和病人的父母坐下来讨论情况的时候，对话大概是这样的："你的孩子头骨发育不正常，我们准备采取一系列调整措施，但这是一个漫长的过程，现在只是一个开始。我们的首要任务是保证她大脑的正常功能。然后我们会试着让她的长相不出问题。如果我们都认为有必要的话，可能还需要通过进一步手术来确保她未来生活的质量。虽说因为别人的眼光让一个孩子接受手术这种想法是不对的，但我们会这么容易地站在道德高地上，只是因为自己并不是那个在学校里被人欺负的小孩儿，不是聚会上被冷落的少年，不是办公室聚会时害羞到不敢说话的成年人。孩子的问题不是一夜之间就能解决的，但我们会努力往好的方向前进。"

对话的主旨基本就是上面这些，但进行这番谈话花了很多时间。从我和孩子的家长在门诊或病房打招呼开始，我和他们过了一遍所有的信息，包括病史和所有的检查结果。接下来会是讨论病情。等专科护士来了，她还会把所有的事情再过一遍，有时候人们会把一些比较基础的、不好意思麻烦医生的问题抛给护士。病房的护士都是很厉害的角色，他们经验丰富，还可以提供术后恢复相关的帮助。医院里还有擅长和孩子们玩游戏的专家，他们会帮助年龄大一点的孩子缓解焦虑。不过有些孩子清楚地知道自己将要面对的是什么，所以他们的努力也并不总能见效。

有的患者只有一条颅缝提前闭合。这种情况我们只需要切下一部分颅骨，重塑之后放回去组装好，只要很短的时间就可以完成。之后病人可能需要每年来门诊做一次回访，但基本也就是这样了。我们可能会保持15年的联系，但除了聊聊天询问一下情况之外，不需要做其他什么。

更严重的"普通神经外科"病例可能需要我持续跟进18年。后续跟进就像理发和刮胡子一样重要。不管患者接受的是哪一种治疗，从出生长到可以投票的年纪，只要他们还没成年，就都是我的病人。即使在那之后，他们的档案被我那些负责成年人的同事接手，我还是会偶尔过去看看。然而，颅面病人不会被移交，我们会保留他们的档案。因为我们是处理这种问题的专家，把治疗交给不常做这方面工作的人，不符合患者的利益。

我常对那些父母说："我们不是在追求完美。不是每个人都能长成安吉丽娜·朱莉，我长得也不像布拉德·皮特。我们只是希望孩子长大以后不要太与众不同。"这听起来像是很容易做到，想想我们看到的人，那些上下班路上遇到的路人，有多少人真的因为漂亮、迷人或是特别脱颖而出呢？我想应该很少吧。我们大多数人普普通通，没有什么特别的，不会被人多看两眼。我们的目标显然不是要让孩子变成"最性感的人"，但也不想眼睁睁看着他们长残。

我的目标很简单：我希望我的患者可以决定自己的人生应该怎么过，并且不会因为他们的长相或是生理功能而受到限制。我希望他们在学校里、在青少年时期的社交活动、在工作中都能正常适应。他们可能会喜欢去酒吧和俱乐部，喜欢和人聊天，找到伴侣，结婚，也可能不喜欢这些。关键是，我希望他们做出这些决定是基于他们"想要"这样，而不是因为自己外表的原因觉得他们只能如何。我希望他们是幸福的，这也是我们对每个孩子的期望。我希望我自己的孩子能够如此生活，也希望所有的孩子都能如此生活。

显然，对于受影响更严重的患者来说，大脑功能的问题会随着时间的推移变得更加明显。父母会开始注意自家孩子和其他小朋友的区别，不仅是身体上的，还有发育上的。他们在学校里可能比别人发育更迟缓，需要一对一的关注，有时候甚至需要特殊教育。这对一个家庭来说是非常艰难的情况。我们这个小病人的父母就很典型，他们并不担心孩子比同龄人学东西慢，他们想得更长远："等我们走了以后，她会怎样呢？"他们从没停止过对孩子的思虑，永远把她放在第一位。

这对父母最让我敬佩的就是他们的乐观。他们不仅非常细心，而且时刻准备着为她争取权益，照顾她的特殊需求。有一天，他们问我："你觉得我们是不是该冒险再要一个孩子？"

我永远不会给是否应该再生一个孩子的问题提建议，这不是我的事，但我总是会指出存在的风险。当然，考虑到约翰·拉特克里夫医院拥有全世界最著名的颅面遗传学专家，我可以告诉他们，"我说的不算"，因为那些专家可以给出第二个或者第三个孩子也患有和这个孩子一样的疾病的具体概率。

有些家庭是不愿意再冒险的，他们只是像原先那样忍受着一切。还有一些家长会变得执拗，想要再翻开一张牌。一般来说，他们想再要一个孩子就是单纯想再生一个。但是我曾遇到一对父母跟我说，他们希望生一个健康的孩子在他们走之后照顾哥哥。这看起来对还未出生的弟弟或妹妹很不公平，但我能理解其中的逻辑。我接触过太多家庭，知道生病的小孩拥有兄弟姐妹并不能保证任何事情。血缘关系并不总能确保人们照顾自己的家庭。只要还没事到临头，谁也说不准未来会发生什么。

虽然神经外科一般没有这种事，但我确实听说过一些患有代谢问题的儿童，例如需要干细胞或者器官移植，他们的家长会选择再生一个孩子，而这么做的唯一目的就是创造一个潜在的捐赠者。这种情况虽不常见，但也并非个例，甚至在新闻里也偶有出现。这里的道德立场问题耐人寻味。我想有的人会觉得这么做糟透了，但除非是亲身经历，谁敢说自己知道应当如何面对这种情况？也有可能这些父母本来也是计划着要另一个孩子的。谁能确定呢？

如果说我从自己的医学生涯和二十多年的神经外科经历中学到了什么，那就是人们完全无法预知自己在面对某件事时的反应。有些我认为最睿智的人可能会做出最离谱的决定，而一些很年轻、看起来很不成熟的父母，却可能以让我震惊的冷静和客观来面对生活无情砸向他们的难题。

我不知道如果是我的话，能不能像他们那样应对那些让普通人感到难以置信的混乱局面。我的很多亲戚并不会像有凝聚力的团队那样携手渡过难关。我父母那辈人的分居和离婚率都很高。有时候，两个人本来就在努力维系着他们的关系，却突然收到关于孩子的坏消息。这与其说是压死骆驼的最后一根稻草，倒不如说是往只剩最后一口气的骆驼身上扔一大袋水泥。对这样的家庭来说，分崩离析的结果似乎顺理成章。也有些家庭在初来医院的时候无比坚定，最后却还是被精神压力击垮。有人会因为对另一半做过什么或没有为他们做什么而感到内疚或愤怒，我就曾不止一次听到生病孩子的母亲对丈夫吼道："如果没和你生这个孩子，他就不会有这种病！"语气异常严厉。孩子的健康出现问题确实会让人失去理智。

总之，一个家庭面对小孩患上重病的糟糕情况时，反应总是千差万别。

很多年以后，我在门诊随诊这位当年的小患者，这时候她已经是一位年轻的女士了。"你好，"我说道，"最近怎么样？"

她盯着自己的脚趾，但她妈妈看起来十分自豪。

"是这样，她进了商场半个多小时，我都开始慌了。然后就看见她带着满满一兜糖和冰激凌出来了，笑得灿烂极了。没人注意到她，也没人盯着她看。"

我笑了。当年那个婴儿如今成功通过了"乐购测试"。

第十章　脑　疝

试想一下，你走高速公路开车进城，越往城里路越窄，车速也随之越来越慢；反之，开车出城的时候，路越来越宽，车速跟着往上提，直到上了高速，车速也提到最快。血流进出大脑的过程与此大同小异：当流入那些需要血液供氧的犄角旮旯时，就像是汽车开在一条小路上，只能用每小时20英里的低速前行；当它从大脑离开时，则像是以每小时70英里的速度奔腾而出。

　　刚才提到的只是理论，是对一般人来说绝大多数时候的真实情况。不过，如果有人一夜之间修建了一条直通市中心的阳关大道，谁还会走那些狭窄蜿蜒的小路呢？这个假设听起来似乎不错，但事实上你的车会以每小时70英里的速度飞奔，不经减速就径直冲向市中心。

　　如果血液在心脏的全负荷加速下，没有减速就冲入那些本是为减缓血流速度而设计的小而精巧的血管，就会发生类似的事情。对于道路交通而言，不会有人真的能在很短的时间内修起那样一条路；可在大脑里，这种变化却很有可能发生。

如果体内血管发育发生异常变化，就会产生动静脉畸形。这会导致高压的血液直接冲进小动脉血管，给血管带来不可承受的压力，使血管破裂。这种病变并不经常以明显的方式呈现，临床表现往往只是头痛和癫痫。但在下面要说到的案例里，患者的状态却几近崩溃。

有一天，我们的主治接到了一家附属医院急诊部的电话，随后他喊上了我的高年级实习医师蒂姆一起来到了我的办公室。

"他们马上要送来一个4岁的女孩儿，意识丧失。说是扫描显示脑内有出血。"

"拿到扫描结果了吗？"

"还在路上。但还有个问题，单侧瞳孔放大。"

"见鬼！"

单侧瞳孔放大是个非常糟糕的神经信号。我们用光照射一个人的瞳孔，是为了检测他的大脑功能是否正常：如果两个瞳孔本来都很大，并且随着光照而缩小，那就是正常的，人们直视太阳时也会不自觉眯起眼睛防止过强光照，神经系统本来就这么工作。但如果瞳孔对光照反应变得迟钝，则情况不妙；如果瞳孔对光照没有了反应，并且保持张大的状态，就意味着患者有死亡的风险。

"好吧，我们时间不多。蒂姆，你准备好了吗？"我问道，把"看一次，做一次，教一次"的传统发扬光大。帮助实习医师学习应对困难的最好办法，就是让他们直面困难。当然了，我会在他背后提供支持。

蒂姆点了点头，"好了"。

"好，那你喊上人做好准备，我去趟洗手间。"如果手术有可能需要很长时间，请记住一句老话："清膀胱，空大肠，填饱胃。"所幸我只需要处理其中一项。

按调度计划，救护车会在20分钟内抵达。先传过来的扫描结果确认了大出血的情况。女孩大脑里已经形成了一个血块，堵住了脑脊液流动的通道。我能从动静脉畸形中辨认出血管的异常聚集。看起来很严重，但并不需要马上处理，增加的颅内压力才是当下最大的风险。如果不立刻插进引流管导出积液，即使这个小女孩儿还能保住性命，也将面临灾难性的脑损伤。随着等待救护车的时间一分一秒逝去，女孩生还的希望也越来越渺茫。

虽然听起来紧张甚至有些可怕，但遇到这种情况，我们的应对流程确实是这样的：麻醉大夫会先做好准备，等轮床从救护车上推下，飞一样穿过医院的双开门，他们就已经准备好正式开始了。女孩被转移到麻醉大夫准备好的床上以后，救护车上的医护人员就会离开，他们的任务到此为止。一切检查完毕，麻醉大夫会把病人推到30米外的手术室，把人转移到手术台上，小心地摆好位置，开始进行术前准备。我们会在她的头上放一块洞巾以确保周围的清洁，同时避免直接触碰她的皮肤，然后在她的身上铺好手术单，并给她注射抗生素。接下来就是确认扫描图像：这是不是我们之前看到的那份图像？身份信息是不是正确？前30分钟的忙碌都是为了准备一个尽可能安全、无菌的清洁环境，并确认患者信息。这种从院外送来的病例总会有些需要额外上心的事情，毕竟一般情况下所有准备工作和相关的检查都应该在病房中完成。

通常，完成检查后应该是全身麻醉、准确开口、剥离皮肤、使用双极电刀防止留疤。如果有时间，我们可以做很多事情。但在救护车上的随护人员冲进双开门的那一瞬间，我意识到现在最缺的就是时间。

"她肯定有脑疝。"一名医护人员喊道。

该死！"脑疝"，可以简单理解为脑内血块造成的压力过大，导致大脑底部的心率调控中心被挤压。这种挤压使心率不断下降。这样下去，各个组织器官发生不可逆的失能就只是时间问题了。

"心率多少？"我问道。

"35次/分，还在下降……"他回答，"34次/分了！"

心率急剧下降意味着死神即将降临。我们在和时间赛跑。

"好了，伙计们，计划有变。我们没时间在这儿瞎折腾了，"我对麻醉大夫说，"准备好了喊我，我们直接去你那。"我真的很担心，担心这个可怜女孩撑不过从轮床转移到手术台上所需的那一点时间和晃动。

"没时间去手术室了，"我告诉我的主治，"让所有人来这儿。"

瞬间，现场乱成了马戏团。轮床撞开了麻醉室的门，麻醉大夫努力维持着女孩的生命体征，蒂姆和我拿着消毒剂泼了一手，又浇了女孩儿一头。我还穿着门诊的蓝色大褂，房间也不是无菌的，来来往往的人中甚至有刚从街上走进医院的。但如果我们不马上行动，很快这一切对女孩来说就再没有任何意义了。

麻醉大夫的动作从来没这么迅捷过。无论女孩是否昏迷，能不能感觉到疼痛，她还是得像其他人一样接受麻醉。这需要时间。给药量需要根据体重计算，吗啡和阿片类药物的标准剂量不一定适合每个人。麻醉大夫要用经验估算小女孩儿需要多少，确保药量刚好或者略微多出那么一点。

蒂姆在我身边。"抱歉伙计,"我说,"我得从这儿接手了。"

"没问题。"他说道。

常规操作是蒂姆完成手术,我只在一旁监督,但我们都清楚现在是特殊情况。其实,蒂姆应该有能力应对这种场面。但在病人生死一线的紧急情况下,大老板就该挺身而出。如果真的出了严重的问题,比如女孩没能撑过手术,那么孩子的父母起码会因为有"最好的医生"主刀而多少获得一丝安慰。这个"最好的医生"指的是现场最资深的那一个。

我的实习生和我一样有处理面前医疗情况的能力。我们的区别在于我的事业已经起飞,声誉已经建立。这个时候我最不想做的,就是让他为了不是他的过错导致的悲惨结局,去面对病人悲伤又愤怒的父母或者去面对律师。

随救护车一起来的医护人员知道一时半会儿拿不回他们的轮床,已经离开了。

麻醉室空间狭小,不是用来接待访客的。眼下这个小小屋子里挤进了麻醉大夫,辅助他的手术室医生,加上我和蒂姆。现在我的器械护士也挤了进来,还拖着一堆重要的手术设备。但我们在哪儿并不重要,在我眼前的依然是一位病人小小的头颅。这点空间对我而言足矣。

一切确认无误之后，我立刻在她的头顶做了一个刺切，从右侧进入、正面出来。这是相对不那么重要的一侧，不会影响语言功能，也不太容易因为这次侵入式手术而带来长久的伤害。应尽量以不牺牲未来生存质量为代价去拯救孩子的生命。

我在颅骨上做了个紧急的钻孔，这样才能看到硬脑膜，也就是包裹着大脑的纤维袋。我开了一个孔，将硅胶材质的脑室引流管插入大脑。管子必须要插到被血栓过度挤压的脑脊液中间。面前没有扫描图像做辅助参考，我只能凭记忆去做，一旦搞砸就全完了。

"进去了。"我说道。当导管从脑白质区域进入脑室的液体区域时，能感觉到阻力明显发生了变化。

当第一滴被引流出的液体到达引流管的末端时，我瞥了一眼监视器。最糟糕的情况是屏幕毫无变化，那代表我们已经太迟了；最好的情况是立刻显示反应。幸好，这是我们得到的结果。

"心率上升，"麻醉大夫确认道，"血压下降。"

他的语调听起来是在描述一个客观事实，表情却和我一样兴奋。但那笑容很快就消失了，一种心力交瘁的感觉侵袭而来。肾上腺素是个奇妙的东西，它分泌的时候，人会像打了鸡血一样；不过一旦分泌水平跌入谷底，人的状态也将随之一落千丈。手术收尾的时候房间里安静了许多。手术结束，危情扭转，小女孩还处在无意识状态。

"现在，"我说，"该去见见孩子的父母了。"

这台紧急手术从开始到结束只用了半个小时。当时如果把她转移到手术室，起码得再花20分钟。这是要命的20分钟，我敢肯定小女孩熬不了那么久。我们的任务是保住她的性命，这次猛冲猛打风格的手术似乎达到了目的。等她身体恢复得强壮一些，我们还要检查她的病因，也就是脑动静脉畸形，然后把纠缠在一起的血管打理一番，这些都是以后的事。一切的前提是她要活下去。

手术之后女孩就要被送到重症监护室。一般主治或者实习医师会负责交接，但作为主刀医生，我想亲自过去。毕竟，孩子父母也会在那里见到女孩。

重症监护室是一个独立的部门，就像神经外科一样。虽然有的外科医生觉得自己可以大摇大摆地走进来发号施令，但我从不这么想。我把我的病人和记录交给他们，回顾了之前进行的处理、发生的事件以及我期望中女孩接下来该有的状态，比如血压保持在一定水平、保证心率、确保处于诱导昏迷的状态，等等。当然，这些都需要医生提出，因为患者的身体并不总能按医生希望的来，哪怕是那些处于麻醉或者诱导昏迷状态的患者。所以医生或者护士会根据需要采取必要的措施。这段时间里，肺部问题或是其他一些问题可能会暴露出来，重症监护团队需要根据情况改变策略。不同方向的专家要作为一个整体进行合作。交接结束时，大家将会拥有同一个需要为之努力的目标。

对于眼前的患者，我的建议是，将女孩的血压维持在理想状态并进行颅压监测。尽管她正处在昏迷之中，我们还是给她打了足量的镇定剂帮助她恢复。我建议重症监护室的同事们在接下来的12～24小时、女孩状态最好的时候叫醒她。当然，前提是她能挺过今晚。

在向我的同事说明情况之后，我还要想好如何用另一套语言让小女孩儿的父母明白发生了什么，以及更重要的，未来还有可能发生什么。

小女孩儿昏倒的时候，孩子的妈妈在家。她是坐救护车过来的，爸爸则在急诊室和她们碰头。从那一刻起，我感觉他们一直在落泪和询问"为什么？"。当他们问我同样的问题时，我甚至感觉到一阵轻松，因为答案是一个简单的医学事实。我解释了脑动静脉畸形是怎么一下子把血液泵到大脑敏感的血管中，也解释了这如何导致了血管破裂，进而血液把那附近的一切淹没。我解释了我们如何排掉了多余的液体，以及正在时刻监测孩子的状态。

不过我也不得不诚实地说出她的现状："你的女儿还没有脱离危险，接下来的几个小时至关重要。"

"这是什么意思？"

他们显然知道女孩儿是在非常危险的情况下送到医院的。如果我完全坦白，就应该说她存活的概率最多是一半一半。血管畸形还在那里，一切都有可能瞬间崩盘：不仅现有的颅内高压会继续恶化，还可能出现再次出血。大脑已经发生的病变随时都可能演变成真正的灾难。

但这些并不是家长想要听到的。他们应该得到的是仔细斟酌过的、更有人情味的回答。"我是说，我真的非常非常担心她。如果你们还有其他家庭成员愿意过来，我建议今晚就给他们打电话。"

"你的意思是她要死了吗？"

"我没法预测可能发生的事情。她病得很重，确实可能会死。但现在我们已经尽力了，接下来就看她的了。"

经历了这样一个充满痛苦的夜晚之后，人是需要一段时间缓一缓的。还好我有一辆堆满垃圾的小破车可以作为减压室，让我在开车回家的40分钟里调整状态。当我到家的时候，已经基本可以甩掉工作，作为妻子的丈夫和孩子们的父亲走进家门。即使如此，我妻子在我回家时的第一句话也从来都不是"你今天过得怎么样？"，她知道要在我刚进门的前十分钟内尽量跳过这个话题，以防万一。

可是，在吃晚饭、看电视、陪孩子们玩耍、陪伴妻子的间隙，白天那些紧张的记忆还是在我的脑海中不断重现。我毫不怀疑我们已经竭尽所能，所以这不是让我纠结的问题所在。慢慢地，我意识到自己其实是在思考女孩之后可能会发生什么。但对于这个问题，我是不可能知道确切答案的。烦躁没有任何意义，我现在什么都做不了。当然，如果有什么情况发生，我希望自己是团队里第一个接到电话的人。幸好，没有电话打来。

第二天早晨开车去牛津的路上，我开始计划一天的工作。在所有我要照看的病人里，这个小姑娘是我当时最关注的。没有消息可能是没出问题，但也可能意味着坏消息，而我要到医院之后才能了解情况。

我尽快完成了早晨的交接。具体情况要等到我亲眼见到她的时候才能知道。电影里井然有序的查房基本靠编，现实中的查房过程是很混乱的，因为低年资大夫要尽力赶上进度，听我们跟患者的谈话，并回答连珠炮一样的"随堂"问题。顾问医的工作离不开查房，如果我们想亲自参与患者每天的恢复和进展，面对面的沟通是最好的方式。

走到她的病床边之前，我已经知道她还没有醒来。不过，正如我对她焦急的父母和亲人们所说的那样，她活过了昨晚是一个天大的好消息。现在的计划是再观察12个小时，然后加速她的苏醒过程。

在我看来另一个巨大利好在于，她的两个瞳孔现在都对光线有反应了。大脑压力的失衡已经得到解决。虽然这和家属们期望的类似拉撒路的复活并不一样，但我尽了自己最大努力让他们安心。

"我们已经取得了一个阶段性胜利，"我说，"她能熬过昨晚已经很棒了。"

那天，我又回来看了两次。如果有什么事情发生，我想亲眼看到。我现在已经做不了什么了，但这个事实并没有影响这家人，因为我一直去看她而充满感激。这是人类的天性。护士们每隔半小时就会检查一次她的情况并给她换药，但我才是他们想要见到的人。虽然这给人很大压力，但我并不介意。毕竟，女孩的家人也是我需要照料的人。

我离开医院的时候又路过了一次她的病房，情况没有任何变化。"你可以回家睡一觉了"，我跟孩子的爸爸说，"现在就等着她醒了，我感觉短时间内不会有什么变化。"

第二天早晨我到了病房，得知前一晚女孩没有任何变化，我的预测是准确的。患者本应有更多进展了，因此我又开始担心。我和重症监护室的医生还有麻醉大夫聊了一下，决定降低镇静剂的剂量。又过了一天，女孩还是没有变化。这回我是真有点慌了。我又预约了一次大脑扫描，结果显示女孩大脑的状况已经明显好转。现在似乎没有什么特别的原因导致女孩依然沉睡不醒。

一个星期过去了，女孩的情况仍然没有变化。另外的两次扫描也显示，尽管她的大脑肿胀得吓人，留下了之前发生的可怕事件的痕迹，但一切并没有恶化。情况又一次超出了女孩的家人能够勉强应对的范围。

"目前我们能确认的是，你女儿的情况没有恶化。"显然，这并不是能让人开香槟庆祝的好消息。

第八天到了，又过去了。我非常担心第九天也是如此。那天我在给另一位患者做咨询时，呼机响了。我看着上面的内容，露出了巨大的笑容，我昏迷的年轻患者有消息了! 她没有突然从床上跳起来载歌载舞, 没有突然就开始背希腊字母表, 也没有要披萨和汽水。她只是在护士调整她的呼吸管时, 举起她的手移动了一下, 这就是我们常说的局部反应。

从表面上看, 这不过是一个手部动作, 有什么意义呢? 但孩子的家属和护士都清楚, "抬起手"是这个年轻的患者, 也就是他们的小女儿、侄女、孙女, 小病人在过去一周多的时间里第一次自主产生而非药物或机器引起的动作。这是人类对不适的本能反应, 意味着小姑娘感觉到了外界的刺激。她醒过来了。

我和大家一样高兴。大脑发出的重要神经信号已经"苏醒"。"我想我们应该准备准备让她出来了," 我说, "你觉得她应该什么时候完全停掉镇静剂?"

"希望在48小时内," 麻醉大夫回答道, "我们得慢慢来。"

成年人的苏醒过程是缓慢的, 更不用说昏迷了这么久的孩子。重症监护室的大夫和麻醉大夫仍然需要恢复患者的心脏功能。这是他们的任务, 所以我退到一旁与女孩的家人一道默默等待。

接下来的24小时非常难熬。我们都期望再等来一个意识恢复的迹象, 但都失望了。之前只是一次偶然事件吗？会不会是一次误判？为什么没有其他事情发生？幸好，第二天早晨我查房的时候，又一个迹象出现了。这次这个是历史性的：女孩正和插在身上的管子纠缠在一起，急着想要坐起来。换句话说，她现在是个很不听话的病人，但所有人都开心极了。她喉管处的不适意味着她恢复了自主呼吸。她看起来很困，但醒着而且有所反应。又过了三天，她已经可以吃饭和说话了。

孩子的爸妈对我感激不尽。他们在女儿面前把我说成了仿佛是介于圣诞老人和上帝之间的某个角色。我当然很清楚，在现实生活中我只是介于贪婪先生和暴躁先生之间的那么个人。但如果我说我不喜欢被人赞美，那就是在撒谎了。当然，即使我们不相信这些赞美，也会把这些积极的东西藏在心底，依靠它们度过人生中下一个难以避免的黑暗时刻。实际上，躺在床上的小姑娘根本不认识我，她不知道我碰了她的大脑。自从两周前病倒后，她就什么都不知道了。

我很高兴事情就这样告一段落。在她经历了这么多之后，何必再给她灌输那些不重要的信息呢？等她回来让我们一劳永逸地解决她的脑动静脉畸形问题的时候，她就会知道我是谁了。然而在那之前，我很高兴自己可以继续充当偶然路过她生命的一个普普通通的人。

第十一章　牛津犯罪现场调查

如果选错队友，打高尔夫球也可能会有生命危险。

在格拉斯哥的那段时间，我学会了分辨木杆、铁杆和推杆之间的区别。这不是参加高尔夫比赛或者看电视直销学到的，那时候我对高尔夫毫无兴趣，有时间宁愿去泡吧或者参加派对。对这些的了解，实则大都来自辨别被不同球杆击打头部后留下的痕迹。

故事开始于我的一项"副业"——为法院提供神经外科专业领域的医学调查服务。我曾多次在法庭上为鉴定用于人身攻击或者谋杀的武器提供专业的鉴定证据。高尔夫球杆造成的伤害很容易识别，它们会在头皮、头骨和大脑上留下特定的钝性创伤，与其他工具差别很大。

我曾被派去查看发生在纽卡斯尔的一起非常恶劣的虐杀案留下的证据。当时四名男子被捕，监控显示他们都曾攻击过受害者，每个人使用了不同类型的武器：一个人拿着锤子，一个人拿着斧头，一个人拿着类似武士刀的东西，还有一个人用匕首。那么问题来了：到底是谁对受害者造成了致命一击？

如果找不到给予受害者致命一击的嫌疑人作为主要指控对象，很有可能四个人都能够脱罪。至少辩方律师团队就在往这个方向上努力准备。如果控方无法证明谁是罪魁祸首，显然无法胜诉，无法使凶手受到应有的惩罚。

我就是在那时被叫来提供一些建议的。很明显，在被害人生命将尽的恐怖时刻，这四种武器都造成了伤害：手臂上的骨折是锤子造成的，缺失的手指与锋利的武士刀刀刃互为对证。不过，到底是什么造成了头部的严重损伤，目前还不清楚。照片证据表明，可能是锤子、剑柄或斧背。死者头部有些部位已经严重受损，根本无法判断当时发生了什么。这时正好轮到我的新工具登场。

我有一个专门的软件，输入扫描结果就可以重建头骨和大脑的原始形状。那时候这个软件还没有几个人用，不过由于技术进步很快，现在已经应用非常广泛了。我用软件"重建"了被害人头部伤处的头骨和大脑，这是非常有代表性的《牛津犯罪现场调查》的操作了。借助生成的图像，我在头骨和大脑中间的位置发现了一个非常明显的由单次击打造成的创伤，其大小、形状和冲击力度都与锤子一致。这与尸检病理学家的报告吻合。对于这类案件，从不同种类的证据中推断出一致的结果具有重大意义，能够把医学解释出错的风险降到最低。

有时候我只是远程审阅证据，并提供一份书面报告，如果我提供的证据无须后续跟进，书面的联络就足够了。如果还有需要回答的问题，大多数情况下我会通过视频连线"出现"在法庭上。遇到特别重要的案件我也会亲自出庭，因为大多数律师认为陪审团对"真实"的人反应更好。我能感觉到，有几次我提供的证据成了判决的关键。日常工作中的打磨帮助我顺便掌握了在法庭上的发言技巧：平时在医院里，我需要向充满焦虑的家属解释复杂的医疗状况，习惯了耐心地用不太专业的词汇向不熟悉医学专业的人加以描述。在法庭上，这种叙述方式会肉眼可见地影响在场的人，我总是可以从他们的脸上读到"啊，这下我明白了！"。

曾经有这么个案件：曼彻斯特的一名学生在一个晚上与人发生了两次冲突。酒吧的摄像头记录了这两起事件。录像中可以清楚地看到，他在晚上8点左右被人在酒吧里揍了一次，10点左右又被另一个人在另一个酒吧打了一顿。第二次被打之后，他再也没能站起来。

第二个袭击者被控谋杀。他的辩护律师声称这一拳不足以致命，是上一场暴力冲突"诱发"了死亡。这是一个有说服力的论点。考虑到指控的严重性，这也是一种"合理怀疑"。陪审员的脸上清楚地流露出这种怀疑。

从扫描结果来看，死者头部有大面积创伤。如果第一次击打造成如此大面积的伤害，他是不可能行动自如的。他不可能走到下一家酒吧，更不用说点一杯啤酒还把酒喝完了。

分析证据时，我看到陪审团里的每一个人都在仔细聆听。当我最终总结自己认为确实是第二次冲突对死者造成了致命伤时，能感到在场的十二位陪审员即便没有立刻认同这个观点，也至少理解了我得出结论的理由。

当我提供证据时，并不是为了谁能赢得官司，那是律师的工作。我的工作是给出医学事实，然后陈述从我的角度来看，事情是如何发生的，剩下的就有赖于陪审团和法庭了。

一个星期以后，又发生了一个案件。这次是一起失控的抢劫案，两名持有被害者物品的男子被逮捕。虽然他俩没否认袭击和盗窃，但发誓自己与谋杀无关。"哦，是的，我们揍了他，还拿走了他的手机，但仅此而已。肯定是别人杀了他。"

有趣的是，扫描结果支持了他们的说法。虽然死者的大脑表面有出血，但出血一侧的头部完全没有任何外伤痕迹。唯一疑点是死者头部另一侧有个很小的穿刺伤口。

尸检报告没能提供什么帮助。报告认为死因是脑部问题，但很难确定具体是什么武器或是什么手法造成了受害者死亡。整件事说不清是哪里不对劲。

我用之前提到的3D软件根据扫描结果重建了死者的整个头部。模型完成后，我发现从那个小穿刺伤口画一条直线，可以一直连到大脑另一侧的出血处。这条直线经过了一条非常重要的动脉，现在这条动脉已经被一分为二了，显然这就是他的死因。这条创伤路径在死者被送进医院时是无法从扫描结果里看到的，而且治疗他的大夫也没有参与调查。尸检完成之后，这条创伤路径已经坍塌到了一定程度，在胶状的、部分受损的大脑中无迹可寻。然而，当我将所有扫描切片的所有角度进行调整，创伤线却变得清晰可见。至于追查出这一切是如何发生的，就是警察的任务了。

我建议警察寻找某种特定形状的凶器，有可能是一种细长的刀或者其他什么带有薄刃的工具。最后，他们在一个箱子里发现了一把非常薄的6英寸螺丝刀。事件的全过程大概是：攻击者本来只是想威胁受害者，不料受害者进行了反抗，于是攻击者用螺丝刀捅进了他的脑袋。这一下用力虽猛，但伤口是干净的。一击扎入，一下抽出。螺丝刀穿过了头骨，又穿过了大脑。悲剧的是，虽然这一下扎进去之后一路上造成的伤害都很小，却最后在大脑另一侧划破了重要的血管。

公平来讲，尸检其实发现了外伤，但由于大脑破裂的血管是在另一侧，病理学家并没有发现其中的联系。一开始我也没发现，只不过当我在屏幕上转动3D重构的扫描图片时，两者的联系才慢慢地变得清晰起来。后来我和那位病理学家聊了很长时间，我们谈到了这些独立但相互交融的工作到最后是如何帮助我们连点成线的。这件事十分重要，需要被记在心里，在英国不断削减国家医疗和法律服务成本的情况下，我们更应该从类似的合作与联系中获得启示。

扮演大侦探波洛固然不错，但我的主要专业，也就是我在法医领域最熟悉的东西，则比破案或者寻找线索还要复杂。作为一名儿科神外医生，我需要面对的法医案例从来都不美好。

医学和法律是有区别的。我的工作不是去判定某人有罪或无罪，而是对我认为的死亡原因或可能造成伤害的原因进行说明。我可以说，"这个伤口与今天早上10点到12点之间发生的创伤性攻击相符"。如果这个时间点恰好能缩小嫌疑人的范围，我的发现就算有利于正义的伸张。但这不是我做这份工作的全部原因。事实上，找到导致脑部或者脊椎伤害的医学或"非人为"原因，对我而言同样重要。

大多数涉及儿童的案件都在家庭法庭审理。这里没有陪审团，只有法官。通常我会通过视频线上出庭，线上一般还会有其他专家证人。我参加过的庭审中，曾有过四五个人一起站在证人席上进行陈述，行业黑话称之为"泡澡堂"。更标准化的操作应该是每个人分别提供证据，这样做可以更好地避免自己被同事们的观点左右。

我经常是庭上唯一的神经外科专家。除了我之外庭上还会有一位眼科专家，一位影像学专家和一位普通儿科专家，我们需要针对同一份证据进行不同的研究。这份工作有报酬，也有趣。最重要的是，它很重要。目前，英国只有少数的儿科神经外科医生在做这类事情。大多数医疗专业人员要么担心在法庭上被盘问，要么不想读到令人心理不适的材料，要么觉得法律援助委员会或皇家检察署支付的费用太少，因此选择远离原本十分重要的法医工作。

如果一个案子已经上了法庭，完全可以想象孩子的家属和监护人接受了多大力度的审查。庭上会呈现这些人以前吸毒、酗酒和家庭暴力的历史，这些人中有些甚至有弄伤家里其他孩子的前科。我的调查可没有这么细致。虽然统计数据表明，这些情况可能会让某个人显得更像是罪犯，但这并不能成为我所跟进的案件从医学角度评估造成伤害的证据。如果只要看到谁有前科，就可以尽情指控他有罪，那就全乱套了。一个人是有罪还是清白，应该由法官和陪审团决定，而我作为一名帮助法院进行调查的医生，一旦夹杂了情感判断，就失去了作为独立证人和专家的资格。

所幸，现在有很多不错的材料可以为我们的工作提供帮助。20世纪80年代，德国的一位医生针对家庭犯罪和儿童虐待进行了一些令人难以置信的研究。他通过一些方法得到了刚刚夭折的婴儿父母的许可，在婴儿的尸体上做"实验"。这些实验包括从不同的高度把婴儿扔下，以测量其颅骨骨折的面积和程度。通过这些研究，他证明了会导致婴儿颅骨骨折的高度比人们之前想象的低得多。这听起来是一种荒唐的医学研究方式，但它不仅是合法的，而且设计合理。我相信这些发现已经在数以百计的此类案件审判中帮助证明了被告人究竟是无辜还是有罪。如果这些父母知道他们已故的孩子为这个领域的改变所做出的贡献，不知是否会得到一些安慰。

接下来要讲的这个故事，也是一类很常见的情况，而且十分令人难过。故事从一个女人和一个婴儿开始。严格来说，这个女人自己都还是个孩子。她有个男朋友，但男人并不是孩子的父亲。他来来去去，从不在家里帮忙，而且嫌弃孩子的存在干扰了他的性生活。他把大部分时间花在抽烟和喝酒上。有一天，妈妈说服他照顾孩子几个小时。孩子出生后，这是她第一次可以和闺密出去透透气。女人很期待这次出门，她太渴望换个环境了，以至于忽略了一些危险的信号。

男人的原话是，在孩子他妈还在外边的时候，自己正陪着婴儿玩儿，突然婴儿就倒下，明显感到很不舒服，进入了呼吸抑制状态，停止了呼吸。救护车被叫来，婴儿被送到医院。检查发现孩子受到多种颅内损伤：大脑表面出血，大脑内部损伤，脊髓里也有出血。眼科医生检查发现婴儿有眼后出血。检查过孩子的医生共同指出这些都是明显的伤害证据。除此之外，婴儿的四肢处有长骨损伤，还有多处肋骨骨折。

当我拿到这个案件的笔录时，许多专家已经得出了他们的结论。我对那些不感兴趣。我拿报酬靠的是作为神经外科医生的专业知识，而不是鹦鹉学舌的能力。经手过的医生都认为，孩子事先有过被虐待的经历，此后又经历了最近的创伤事件。他们相信这一事件并非"凭空发生"。

不是所有看起来可疑的人都是坏人。即使有的人真的很可疑，也不一定是虐待儿童的人，所以我不能去指证某个具体的人。我能说明的是，在案发当晚8点之前，有三个人见过这个婴儿完好无损的样子。然后，这个婴儿遭受了创伤。接下来就是让警察和皇家检察署或是家庭法院来决定下面的两件事：第一，我的证据是否正确；第二，这些证据是否指向一个特定的嫌疑人。

辩方指出有可能是婴儿自己从高处摔下来了。我最初的反应是，两个月大的孩子没有攀爬到高处的能力，即使婴儿摔了，把这个案子里婴儿的情况与一个多世纪以来的医学文献做个仔细的对比，结合我在相对较短的时间里积累的临床经验就可以发现，从沙发的高度摔下来可能造成的伤害与这个婴儿实际所受的伤害之间存在巨大差异。

我完成了观察报告并交给了法庭。事件发生在九月份。我得到指示，在大约六个月后的次年三月提供了我的报告。庭审将在同年八月开始。

那年晚些时候，我在网上提交了我的证据。结果与其他证据指向一致，陪审团也认为是女人的伴侣伤害了孩子。基于我看到的事实，我的情感和理智都让我十分确信陪审团做出了正确的判断。然而八个月后，我却惊讶地看到男人赢得上诉的消息。有人告诉我，这是一个"法律技术问题"，而不是医学证据问题。

这是什么问题其实无关紧要。重点在于，这对婴儿没有帮助，孩子将一生面临严重的神经损伤和功能丧失。听起来很残酷，但事情最终就是会变成这样，这是一个法律程序，伴随着一个大脑功能永远无法恢复到显著水平的小孩的治疗和康复。喂食管插入胃部，失明，缺乏自主行动或说话能力，这个孩子和他母亲的生活已经发生了巨大的、无可挽回的改变。我想，正义，是我们应该给他们的最起码的补偿。

15年来，我为庭审案件写过大约500份报告。就像彼得当年鼓励我的那样，我也试着让一些顾问医同事对这个领域产生兴趣。不过，我还是告诉每个人："你不能站在辩方或控方中的任何一边，也不能站在受害者、受害者家属或被告的一边。你只需要关注证据，并尽可能以环环相扣的方式将你的发现呈现出来。即使没有人认同这些证据，也要尽力去做。

我曾被叫去调查一个案子，一个护工被指控大力殴打婴儿致其死亡。护工坚持说她没有做错任何事。她反复陈述的内容就是婴儿从换尿布的桌子上摔下来后受伤而死。然而，婴儿从桌子上摔下发生在婴儿死亡之前24小时，而且当时有一名目击证人在场，因此"孩子是摔死的"就从死亡原因中被排除了。这位女士不得不努力证明自己的无辜。

在这个案件里，婴儿没有创伤史。只在脑部有一块撞击伤。如果不是事情发生的时间不对，从桌子上摔下来的故事似乎很有道理。控方有该领域四位著名专家的证词。由于死亡时间是护工单独陪伴孩子的时间，他们一致认为婴儿倒下的时间正是创伤发生的时间。我在一份报告中读到："婴儿不会在你手里就这么死了。"

我想起纽约的几个病理学家报告的一个病例，讨论的是一个九个月大的婴儿从床上掉了下来，72小时后被发现死亡，中间一直状况良好。验尸结果显示死因是骨折和脑损伤。虽然这类情况很是罕见，但这个案件还是表明确实存在这样一种可能：在一个孩子受到撞击伤之后，存在一个所谓的清醒期，在这段时间里他们会表现得非常正常，随后才开始感觉不舒服或者情况急转直下。

作为第一个发现某件事情的人，遇到的问题往往在于别人从来没听说过这种情况。因此当年纽约的案例吸引了很多关注。全美涉及这个案子的调查人员都找不到任何虐待的证据，只有婴儿从床上摔下来导致的头部肿块。而孩子掉下床是在一个家属面前发生的。随后，这被记录为"并发症延迟的致命撞击伤"。这个案例很有意思，不知道我现在面临的是不是一个同类病例。

由于我的报告具有争议性，我被要求亲自出庭。我已经把关于纽约案例的文章提交给了我的律师团队，但他们没有义务把它交给控方。

当控方的第一位专家证人出现时，我压力倍增。我做专家证人的时间不长，而且对方听起来很有见识。他并不相信我的理论。辩方随后问他是否读过案情报告。

"没有。"

"请再给我拿一份过来。"辩护律师转向庭审书记员。

另外三位专家证人也被问了相同的问题。他们中只有一个人读过报告。我也不确定他是事先读的，还是在庭审现场等待的时候看其他人被盘问，于是现场读的。最后他们都得出了相同的结论，尽管他们觉得孩子不太可能在前一天受伤，却在一天后才因此丧命，但却不得不承认这种情况发生的可能性。这为辩方提供了合理的怀疑。

实际上，最后是控方律师免去了陪审团裁定，他站起来宣布撤销指控。

我对结果很满意，不仅因为我在辩护中扮演了一个孤胆英雄的角色，更因为结案带给我一次反思的机会。虽然文献只记录了一个孩子有过这种情况，但这并不重要。一次特例也可以被作为断案的重要参考。事实证明很多案件有时并不是非黑即白。文献报道的孤例确实意味着这种事发生的概率非常小，这让我不得不思考这件事的背后是否更有可能藏着别的原因。比如一个涉及虐待的原因？

如果这个护工在六个月之后又被指控犯下同样的虐待行为，会发生什么？任何婴儿的生病或死亡都会让我悲伤，在这种情况下更是如此。但我必须向律师精神学习。律师的工作像是出租车分配系统的运作，轮到哪个案子就接哪个，不考虑是为哪一方工作。我做的也是一样的事，被告、原告、某一方的家人，这些对我来说没有区别。作为一个法律案件的医疗顾问，非常重要的一点就是避免成为一个有倾向性的"雇佣枪手"。我告诉自己必须遵循过往的科学训练。作为一名儿科神外医生，我只需要坚持事实，阐释法律是别人的工作。可我还是不禁会想，如果六个月后真的发生了另一起案件，该怎么办呢？

所有这些担忧和自我怀疑都在侵蚀着我，但我必须记住自己在一个案件中出现的意义，不仅为了辩方，也是为了小小的受害者。如果在这个案子里被怀疑或者受审的是孩子的父母，在明知自己无辜的情况下，却连哀悼或照顾孩子的时间和条件都没有，那情况又该有多糟糕呢？

第十二章 孤注一掷

在我们儿童神经外科，没有哪个病人来一趟就能病症全消。所有进了门的病人，不出一年半载几乎都需要回来复查。无论他们是因为什么来的、离开的时候是什么状况，在通知彻底结束治疗以前，都要经历数年的反复诊疗评估。我们修复了一个问题，并不意味着能排除其引起身体其他部位出现症状的可能性。有些脑部的疾病可能突然发作，也有一些可能会在确诊以前潜伏数年。

　　在非手术日的工作时间，我都忙于处理门诊病人或者住院病人。小患者们每过一年都会有些出人意料的变化，我很喜欢这个像是参加嘉年华一样惊讶连连的过程。每次我去候诊室叫名字的时候，都不知道会迎来个什么样的人。去年梳着辫子的软萌小姑娘，今年来的时候很可能就变成了浓妆艳抹，一身哥特风。虽然她还是一样萌，但我可不能再这么说她了！

　　理论上，每次手术都是为了改善病情，至少让病情不再恶化。但是手术本身就有巨大的风险，如果没有一定的成功概率，我绝不会选择手术。甚至这个"概率"本身都会由于对改善病情的强烈愿望而被高估。事实上在手术室，即使能保证所有操作过程都正确、达到所有预期操作目标，我们也要等到病人醒过来才能判断手术是否成功。有时候，无论最后结果是好是坏，手术对病人产生的效果甚至要历经数日、数周甚至数月才能显现出来。在实际工作中，反馈给我的并不总是好消息。不是所有人都能彻底结束治疗离开医院。

在一个门诊日，我提前看了一遍患者名单，关注着那些一年或半年回来复查一次的孩子。其中有一些是我同事手术的病人，大部分是我自己的病人，我记得他们中很多人的长相，但并不知道这些孩子这一次来的时候会是什么样子。对这样的会面，我总会心存期待。

"克莱尔？"我朝拥挤的房间喊道，"克莱尔·班纳特？"

时间倒回三个月以前。这个被儿科医生诊断为查理氏畸形的小女孩转诊到了我这里，这是一种脑组织靠下靠后的部分向下凸出延伸嵌入椎管的疾病。我第一次见到克莱尔的时候，她才7岁。我很少见到比她更可爱、更快乐的孩子。

查理氏畸形可以是完全无症状的，也就是说，患者可能没有任何不适感。但麻烦之处在于，同样的问题换到另一个人身上就可能造成患者身体极度虚弱。如果一个人的脊髓受到挤压，就会影响四肢的功能和平衡，产生疼痛和不适感，常常伴有四肢无力，哪怕在平地上都走不稳当。这种病也可能会影响支配下面部的神经，所以患有查理氏畸形的人咀嚼、吞咽、说话，甚至眼睛的功能都可能出现异常。

克莱尔天生患有轻度脑瘫，所以她左侧身体的力量比较弱。

命运在女孩的治疗过程中偷偷做了手脚。随着她慢慢长大，在行走和抓握等动作上出现困难时，她的父母和医生自然而然地把这些问题归咎于脑瘫。直到她六七岁时出现了明显的双侧身体障碍，而并非只是左侧无力时，才有人建议"我们最好给她做个扫描看看怎么回事"。他们本以为是脑瘫又给她的大脑制造了什么新的问题，却在颅颈交界区（也就是脑子和脊柱的交界处）发现了异常。

克莱尔被转诊到我这里的时候，病情已经进一步发展，她出现了手抖、频繁头痛和行走困难等症状。根据转诊医生的病历，女孩状态稳定，但病情正在急剧恶化。我告诉她和她的父母，这是我们必须要强调的一个事实。

"我想我们需要手术。"我对一家三口如实以告。

"你能治好我吗，杰伊医生？"克莱尔问我。

"也许能，"我说，"但现在的首要任务是阻止情况变得更糟糕。"

我解释了这种疾病是如何随着时间的推移而恶化的。教科书里的传统观念认为，对这种病例进行手术的目的就是阻止病情恶化。所以我和女孩的家长说："我们无法挽回已经失去的部分，但可以尽力保护剩下的、还没被影响的生理功能。"

但私下里，我希望手术能带来更多。查理氏畸形患者的身体有一定自愈能力。在几个月内看到一些运动功能的恢复也不会令人感到惊讶。相比其他团队，我的团队更倾向于在疾病早期进行手术，并且我的病人中有一部分已经重新恢复了部分受损的功能。但考虑到这属于额外收获，我们无法预测哪些病人会出现功能的恢复，所以我并不会和家属说这些。让他们基于这种不确定的期待来做决定是不公平的。

查理氏畸形的手术方法有很多种，也和所有手术一样，都具有风险。就女孩现在的情况而言，手术风险包括中风、偏瘫、呼吸吞咽障碍、脑膜炎，甚至死亡，还存在手术失败需要二次手术的可能性。我向克莱尔和她的父母解释了这些，但还是得到了他们的支持。我们选择了对大部分的查理氏畸形都有效果的减压手术。

伴随着石玫瑰乐队首张同名专辑的音乐，我从克莱尔的颅底取下一小块骨头，然后又从她的脊柱上端取下了另一块。我打开硬脑膜，剥除了脑组织底部的一小部分，给脊髓和脑干留出了一些空间。我们动的是小脑扁桃体，除非你是鲨鱼这种小脑很大的动物，否则就完全不需要它。人类的小脑扁桃体就像咽扁桃体一样可有可无。我期望手术能立即产生效果，因为脑部的压力一旦减轻，脑脊液就可以顺畅无阻地流入脊髓。

大部分孩子在接受枕骨大孔减压手术之后都会很难受，出现恶心、呕吐、晕动的症状，当然还有伴随手术而来的疼痛，这些症状和感觉会持续一个星期左右，而完全恢复术前的状态可能需要长达半年的时间。但这一次，在术后第二天，我就惊讶地看到我的小病人不仅醒了，还恢复了自己往常的笑脸。

"你已经帮我做完手术了吗，杰伊医生？"在我开口前，她就先问道，"有效果吗？"

"咱们的手术已经按计划完成了，"我说，"祈祷但愿有效果吧。"

"什么时候才能知道效果呢？"她妈妈问道。

"这不好说。只能说我确定已经解决了当下最紧迫的问题，所以克莱尔的情况不会再恶化了。她需要一段时间进行术后恢复，这大概需要几周到几个月的时间。你会比我更早知道的。"

我真的很希望她能康复。这不会发生在今天、明天，甚至也不会发生在下个月，但我想最终女孩可以部分或完全康复。我们让她出院回家，慢慢进行行术后恢复。她摇摇晃晃的，但凭借自己的力量走出了医院的大门。盘亘在我心里的问题是，她能在接受了查理氏畸形手术后痊愈吗？

三个月以后的这个门诊日，我准备好了去揭晓答案。

"克莱尔？"我又喊了一次。

我正要走回诊室，思考着她不寻常的缺席，候诊区后方传来了一些动静。有个人拄着拐杖挣扎着想站起来，引起了一些混乱。那双手臂没有足够的力量支撑自己。我正准备过去帮忙，突然意识到：这是她，这是克莱尔。*到底发生了什么？*

这家人一如既往地令人愉悦。他们也和我一样对克莱尔一直恶化的情况感到困惑。通常而言，我在门诊更多的是聊天和获取信息，而不是"做"什么，但我迫切地想要找到答案。

"克莱尔，你介意我们再做几次扫描吗？"我问她，"有可能是我们在上次手术中没有完全把那个地方的压力释放掉，或者是又有瘢痕长了上去。"这都是可能导致现在情况的原因。我让她去做了急诊扫描，然后又预约了一次门诊。

我希望医学影像能提供一些线索，然而并没有。片子上显示的一切都和我所期待的一样：现在克莱尔的脑组织附近有着宽敞的空间。那她的状况到底为什么又恶化了呢？这次教科书级别的标准操作带来了难以理解的手术结果。我在那坐了一分钟，手指并拢在一起，摆出在教堂祷告的姿势。我思考着，使劲地思考着。

"我能建议的，"我最终开了口，"就是我们再试一次。"

他们三个人，也就是克莱尔和她的爸爸妈妈，都对这个想法感到兴奋。他们如此积极，一定是很想看到些"立竿见影的疗效"，而我需要先把这样的期待缓和下来。

"现在，我们已经做了一台完美的手术，你的病情本应在接下来的很长一段时间里保持稳定，结果却事与愿违。磁共振扫描的结果看起来很正常，但也许你的颅底还藏着什么扫描不出来的'隐形物'——比如一些小块的瘢痕组织，这样的隐形物在磁共振检查时虽然看不出来，却可能产生很大的影响。我希望能再用一次机会试着找到它，但咱们也需要明白这样做是有风险的。"

我把手术的风险一一摆出来：脊髓损伤，脑干损伤，脑组织损伤，还有诸如脑膜炎等其他严重的疾病。

她的爸爸耸了耸肩："扑热息痛上写的副作用更多呢。"我苦笑着，他说的没错，但是二次手术因为失去了解剖标记和层次的指引，风险往往会比第一次更大。

"杰伊医生，如果是你自己的女儿，你会怎么做呢？"克莱尔问。

我想着正在家里的三个女儿。"你知道吗，我想我会积极做手术。没错，我确实不知道我要找的是什么。是的，可以说这就是孤注一掷，就是试试看。但眼下已经这样了，也没有其他办法了，除非我们就这么接受病情逐渐恶化，最后你可能会瘫痪。"

我们进行了手术。如我所料，第二轮的战斗更加艰险。我依次确认了脊椎不需要解压，脑脊液流动顺畅，颅骨和脊柱的运动没有任何障碍，并且重要的神经也都没有受到影响。没有发现问题，一丁点都没有。

此时，我唯一能做的就是沿着旧路重新做了一遍切口。也许这次幸运女神就降临了呢。这就是我们现在的处境，需要好运气来当救兵。

和上次一样，我惊讶于克莱尔在康复过程中的阳光开朗。她的眼睛熠熠发光，充满着对生活的喜悦。如果给我一次为某人的生命健康打出王炸牌的机会，我想我一定会用在她的身上。

我和这家人汇报了情况，然后又一次告诉他们，现在能做的就是等待。"等多久？"她的妈妈问。

"估计三个月吧，"我回答，"我真切地希望，到那时咱们能看到一些变化。"

我说对了……

"克莱尔？克莱尔·班纳特？"

揭晓答案的时刻到了。距离我给这个患有查理氏畸形和脑瘫并发症的小姑娘做第二次手术已经过去快四个月了。我没办法装作每天都在想着她，毕竟在每周治疗这么多病人的情况下，这不太可能；但她从没有离开过我的脑海太久。此刻，我迫切地想知道她怎么样了。

我扫视了一遍候诊室。克莱尔预约了当天第一个就诊，此时的候诊室并不拥挤。我仔细看了一遍离得最近的几张面孔，仔细听着有没有拐杖的橡胶腿擦在医院锃亮的地板上发出的杂乱声响，但什么都没有听到。我为此短暂地高兴了一下。如果克莱尔这次不是拄着拐杖来的，那将成就我今天的高光时刻。

她的确不是拄着拐杖来的，但我却笑不出来。

候诊室后面的双开门开了，走进来的正是我的病人和宠爱她的父母。她的爸爸推着轮椅。

我真希望自己也能露出他们给我的那种满脸阳光的笑容，但我脑子里一片混乱。到底发生了什么？我第一次见克莱尔的时候，女孩虽然挣扎着，但她还可以行走。我为她做了一次手术，再见面她就拄上了拐杖。而现在，为了扭转第一次手术结果而进行了第二次手术以后，她甚至连拐杖都拄不了了。女孩现在坐在了轮椅上。到底发生了什么？*我对她做了什么？*

转眼十年过去，克莱尔已经不用再坐在轮椅上了。她可以短距离行走，并且能在大部分情况下熟练使用双手。她依旧满面笑容，并且理由充足。她现在已经成了一位骄傲的母亲。从18岁开始，她就被转到了负责成人病例的同事那里继续治疗。老实说，直至今日我也不明白她为什么对治疗没有反应。当年的手术做得非常规范，早在克莱尔之前，我就给很多同样的病例做过一模一样的手术，并且都取得了确切的效果。她后来的扫描和检查结果都没有任何异常。然而，我却只能眼睁睁看着她的情况一步一步恶化。

每当这种时候，我总会感到深深的无力。我和很多认识的专家讨论过。没有人能发现手术治疗过程中的缺陷。失败的原因或许藏在现代医学知识体系和克莱尔的个人体质差异之间。同事们用同样的陈词滥调安慰着我，就像我在其他病例中对他们说的一样，什么"人生难免失意"，"这不是你的问题，是疾病本身造成的结果"以及"你不可能治好所有人"。当然，他们说的都对，这就是为什么我们要花费那么多时间进行术前沟通。不过，这些安慰并没多大帮助。

我能够用来安慰自己的是，至少在这个病例中我得到了尝试的机会。至少在她第一次就诊的时候，我还不用跟她说"抱歉，我们无能为力了"，那样的感觉更糟。

第十三章　之前那个病人结果很糟

同一种症状的背后可能藏有截然不同的病因。一个孩子的腿突然动不了，可能是由血液凝块或是中风导致的，也可能是肿瘤引起的，还有可能是血管发生了多发性硬化。

许多因为脊髓血管畸形产生出血情况的孩子，病情一般不会有显著的好转。这并不奇怪，本就异常的血管突然破裂时，血液会在突如其来的巨大压力下被喷射到脊髓组织里。这些孩子在出问题之前看起来一切正常，前一分钟他们可能还在家或者在学校里活蹦乱跳，下一分钟可能就突然倒在地上，腿完全无法动弹，没有任何预兆地完全瘫痪。被送到医院之后，医生会在他们的脊髓里发现一个巨大的血块。

人们很少会希望发现肿瘤，但有时它可能证明这并不是最坏的情况。肿瘤导致腿部失去功能是有办法解决的，我们可以选择手术：直达肿瘤生长的位置，干掉那个混蛋，撤退，然后皆大欢喜。

与肿瘤相比，血管问题听起来可能没那么严重，但处理起来却困难得多。不管是什么原因导致的血管破裂，因为脊柱宽度有限，里面形成的血块一定会在某种程度上受困，在狭小的空间中压迫脊髓，从而导致下肢功能缺失。显然，遇到这种情况时，当务之急是去除血块打通通道，所以这种手术不仅要精确，还要迅速。然而，打开包裹神经束的硬脊膜意味着暴露畸形血管所在的生理结构。在这个极其狭窄逼仄的空间里，每一根血管都随时可能因堵塞而失控膨胀。一旦发生这种情况，脊髓就有可能从硬脊膜上的开口被推出来，极其重要的神经组织也会随之而出。这时候医生必须用力把它压在硬脊膜内，但又要小心不要用力过大伤到脊髓。总而言之，只要稍有偏差，病人的情况就会急转直下，演变成一场灾难。这还只是乐观假设。

考虑到这类问题及其伴随的手术风险，通常只要患者的生理功能没有明显衰退，医院采取的都是"等等看"的态度。换句话说，我们相信运气和我们的老朋友——时间。

遇到这样的病例，作为医生在做决定时需要找到生理功能恢复的可能性和潜在的不良后果之间的平衡。一方面，要考虑去掉这个血块以后，病人腿部功能恢复的概率有多大；另一方面，有没有可能这是一个非常严重的血管异常聚集，只要做手术就可能引起海啸一般随着脊髓向上蔓延的大出血。这相当于为了保住膝盖，就要拿失去臀部以下的功能去冒险；为了保住臀部以下，就要用上半身的功能下赌注。

这类情况听起来不容乐观，不过病人也并非全无机会。如果基层医院报告说接诊了功能还未完全丧失的孩子，并且距离症状出现的时间在4小时左右，就还有足够的时间去试着挽救一部分功能。一旦病人完全失去功能超过12个小时，机会窗口就关闭了。

这里还有一个偶然因素。有些家长在孩子的腿完全动不了之前是不会拨999急救电话的，特别是那些不想"麻烦"急救服务人员的人。孩子开始脚步蹒跚、频频摔倒，他们会给孩子喂两片药，让他上床睡觉，认为第二天一早醒来孩子就会好起来。或者孩子半夜出现了情况，第二天早上，尤其是在周末，爸妈会觉得自己家的小朋友只是在赖床而已。

有一箩筐的原因可能拖住病人前往医院的脚步。一旦如此，命运的骰子就将被重新投掷。许多医院的儿科部门都会配备非常好的急诊设备，但这并不妨碍患者要等上很久才能见到真正有权说"我们需要做个扫描"的医生。也可能孩子的父母没有拖沓，马上给当地的专科医院打了电话。约翰·拉德克利夫是英国二十多家拥有独立儿科神经外科的医院之一，如果孩子有潜在功能丧失的可能，我们的政策是立即要求转运。我们需要看到病人，并确保做出重大决定所依据的信息是准确的。在过往的法医工作中，我了解到并不是每家机构都会如此反应。所以，病人所在地这个随机因素也影响着他们是否能够及时就医。所谓的天时、地利、人和都是为了争取最关键的条件：时间。

有一天，我接到一通电话，电话那边突兀地传来一句"杰伊，来人了"。

"谁？什么情况？在哪儿？"

"5岁男孩，从前天开始腿部功能丧失。没有扫描结果。北安普敦直接转过来的。"

"好的。来了就'磁'他。"我经常会冒出一些傻乎乎的说法，这里"磁"的意思是让他们给孩子做磁共振。

面对这种突如其来的病例，我们完全是两眼一抹黑。时间窗口的问题让人担心，以这个患者的症状来说，两天的时间已经拖得太长了。

小朋友和他的父母一起来了。主治接诊了他们，并马上给孩子做了磁共振。他把扫描结果交给我的时候已经先看过了。

"你怎么看？"我问道。

"情况不妙。"

"是的，谢谢啊，豪斯医生[1]！还有什么？"

"我觉得不是肿瘤，病史看起来和肿瘤不太一样。要么是血管病变，要么……当然，也可能是肿瘤出血。他发作得太快，感觉不太像脱髓鞘什么的。"脱髓鞘指的是类似多发性硬化的情况，它的表现形式和血管病变相似，但治疗方法截然不同。

"他发作多久了？"

"大概36个小时吧。"

我顿了顿，心想，"可能已经没机会了"。但在我掌握所有信息之前还不能这么告诉家属，男孩的父母已经够着急了。

"真的很抱歉，我们完全没意识到情况这么严重，"妈妈抽泣着说，"我还以为他在闹着玩呢……"这是另一个涉及孩子的常用词语。谁家孩子没有假装过受伤呢？

---

1. 豪斯医生，美剧《豪斯医生》里的男主角，他喜欢看着片子神秘兮兮地说"不妙"，然后再去考他的学生到底怎么不妙。

有时是为了引起大人的注意，有时是为了逃避家务，甚至有时就只是为开个玩笑。猜测小男孩或小女孩的想法对父母来说就像玩扫雷游戏一样，他们真正的想法总是没法预料的。

"你没有错，"我说，"这不是你造成的。"起码不是直接造成的。考虑到孩子的病症可能与基因有关，我问了几个问题，希望能了解他们的家族病史，帮助缩小推测病因的范围。不过孩子的爸妈都没能从家族病史方面提供任何线索。

"您觉得是什么原因？"爸爸问道。

"孩子的脊髓中看起来有一个血块，是由血管破裂引起的。血块压迫脊髓，切断了脊髓向下传输的所有神经信号。就好比是高速公路上设了个路障，什么也过不去。"

"他会没事吧？您能治好他吗？"

又是那个词。我本能地回想起我接诊的上一个患有同样疾病的患者。当时我已经来不及做什么了。

那位病人花了将近12个月才开始恢复，并且最终也只是恢复了一点点。我很难对这家人开口说"之前那个和你儿子情况差不多的病人结果很糟糕"，这对他们有什么帮助呢？

我能做的，也是我要做的，就是给他们一些希望。

有很多研究表明，积极的态度十分有助于病人的康复。我想让父母相信他们的孩子有机会康复，也需要患者本人相信这一点。所以我对他们讲了身体的自然治疗特性，随着时间的推移，身体可能会解决自己的小问题，特别是那些有着巨大影响的小问题。

"你是说你什么也做不了吗？"妈妈问道。

"我必须对你说实话。我不知道小孩是否能恢复如初，但现在最好的做法就是等待，顺其自然。我们还要做一些检查，但我担心任何手术尝试都有让病情恶化的巨大风险。"

"恶化？"妈妈说，"比不能走路还严重吗？还会比这更糟？"

我很清楚从孩子症状发作到被送来医院已经过去太长时间了。如果孩子的初始症状出现在几个小时以前，我会做一系列快速决策："我能帮上忙吗？如果我不采取行动，情况是否会恶化？我采取措施的过程有没有可能让情况变得更糟？"以及"这个部位的手术对这么大的孩子来说是否安全？"

不过，已经逝去的时间意味着这些问题都不再是问题。那个允许我去平衡得失的时刻已经过去，潘多拉的盒子已然打开。

我看了看那个躺在床上的小家伙，心里想：你现在只能靠自己了……

量变会引起质变。如果一个人踩在花园里正在浇水的水管上，一段时间以后突然把脚拿开，水管里积聚的水就会快速喷出，然后又恢复成正常流量。一开始喷涌而出的水不会让水管中的水一次流尽，因为水管连着水龙头，而水龙头里有充足的水源，足够应付几小时、几天甚至几周这类的恶作剧。但是，人体内的血液总量是有限的。成年女性体内平均有8品脱[1]的血液。男性血量取决于身材，可能在10品脱[2]或5升多一点儿。儿童身体里的血液总量显然更少，而且这还要取决于孩子的个头。如果是婴儿的话，那就真的只有很少一点儿了。在几个月大的时候，婴儿的血液总量在250毫升到350毫升之间，大约相当于一大杯葡萄酒或是一罐可口可乐那么多，几乎没有周转的余量。

任何手术都有失血的风险，一旦涉及血管的问题，比如产生血栓，失血风险就更大。如果外科医生只是急

1. 品脱，英国计量单位，1品脱约等于568.26毫升，8品脱约为4.55升。
2. 约5.68升。

222

着去寻找血栓，稍微干扰到凝块就有可能导致血管开始喷射血液。遇到从心脏向外输送含氧血液的动脉血管出现问题，就更危险了。就婴儿而言，只要几秒钟，他们的失血量就足以造成巨大危害，用不了多久便会致命。一个5岁的孩子也有在短时间内因失血过多而死的风险。所以，医生必须在患者治疗的意愿与治疗过程中导致病情恶化的可能性之间审慎权衡。

如果血管畸形发生在肝脏，而且整个肝脏都受到影响的话，普外医生是不会开刀的。但如果影响的只是某个器官的一小部分，医生就可能倾向于冒险。他们也许会说"我们要切除这一小块肺"或者"我们要切除这一段有血管变化的肠"，这类决策很明智，因为无论发生什么都是可控的。但是，会有人说"我们准备切一段脊髓"吗？尤其是在无法排除快速失血导致患者病情急速恶化的风险的情况下？估计不会吧！除非真的别无选择，否则没有医生会在一个儿童病例中这么说。这些还不包括切除中枢神经系统中的任何一部分都可能带来的一般性问题。长话短说，除非手术成功的概率很大，否则绝对不要碰任何重要的、与血管相关的部分。就眼前这个孩子来说，我没有成功的把握。

我从未感到如此无力。作为英国最好的儿科神外医院之一的顾问医，我拥有的资源是很多其他国家的医生梦寐以求的。我找了业内最顶尖的一些专家一起讨论，但最后我们都被科学的发展和生理学上的客观事实所限制。在有人发明出治疗这种疾病的方法之前，我们只能选择观察和等待。而"只能等待"的每一分钟都是一种煎熬。

18个月过去了。那天早些时候，我接诊的病例情况都还不错，每个人和我们上次见面时相比都有了很大的进步。很少有什么事比看到那些相信自己重获新生的家庭更鼓舞人心了，他们仿佛获得了宗教般的顿悟，看到了光明。

我名单上的下一个名字是那个一年半前丧失腿部功能的小男孩。我记得他出院的时候，我说的每句积极的话都只是换来他父母亲消极的耸肩。即使是年轻的克莱尔·班纳特[1]在他们面前也需要竭尽全力才能保持镇定。当然，他们不是故意的。他们俩都不相信我说的时间会解决一切。他们很痛苦，还一直在埋怨自己，也许也在埋怨对方没有早点儿采取行动。

1. 见第12章。

在此期间，他们的情绪并没有真正改善。当然，也并非毫无变化，他们的表情中少了怨气，多了认命。他们接受了命运安排的一切，接受了他们的儿子即将残疾一辈子的事实，也接受了他们认为自己本可以做得更好的事实。

我知道他们觉得我也可以做得更多，他们进来没几分钟就对此直言不讳了。我一如既往地回答："大多数病人的身体会自我纠正。到现在为止这依然是我们最好的选择。这种疾病的手术风险太大。"

虽然孩子父母的痛苦明明白白地写在脸上，但故事的主角，那个身体上真正受苦的小家伙，却在对我微笑，他没有责怪任何人。

"妈妈，爸爸，"他说，"别吵了。我很好。"

我看着他，回以微笑。我伸出手，用我女儿最讨厌的方式，笨拙地和他碰了碰拳头。"是的，大男孩，"我说，"你真的很好。"

第十四章　在窗户上砸个洞

谁会想当全科医生？全科医生得处理身体内外可能出现的64 000多种不同状况，而且每一个来抱怨这儿疼那儿疼的病人遇到的都可能是随时会要命的潜在问题。全科医生能怎么办呢？即使他们想把所有患者都送到医院做紧急评估也不可能真这么干，不然国家出钱支撑的公立医院只要一个下午就会集体破产。全科医生就像是双手被绑在身后的守门员，有时候他们必须得自己拿主意。

　　自然，有时候他们会拿错主意。

　　有一天，有家人去看全科医生，主诉他们三个月大的孩子不太对劲。"你能说得更具体点儿吗？"全科医生问道。

　　"他就是看起来和另外几个孩子状态不太一样。"

　　全科医生见过成千上万过于谨慎的父母，"你听我说，别担心，每个孩子都不一样，他们有自己的发育节奏"。

　　于是事情就这样被搁置了。一个月后，这家人又来了，这次他们态度很坚决："他的动作和其他小孩不一样，他脑袋转不过来。"

这回全科医生还是没发现任何问题，只是觉得父母过于焦虑。于是，他又开出了"不要担心"的处方。

我完全可以想象那个场景。我想这位全科医生之前可能只见过几个有心脏病的患者和腿抽筋的病人，他哪里知道自己会遇到什么。从他看到这个孩子开始，只有十分钟时间来做出诊断，这十分钟无非只够从孩子家人那里了解一下病史，再给小孩做个简单的检查。他会大体一看，判断孩子好像还行，应该没事，至少没什么表面上的问题。但实际上，这种情况是有危险的，而且是真正的危险。

又过了两周，这家人的担忧越来越剧烈。他们知道自己不是过度紧张。这回他们去了当地的急诊。值班医生看了一眼这个男孩，只感叹了一句，"天哪，他的头真大"，就马上叫来了儿科医生。没过多久我就被喊过去了，只一眼，我就得出判断："脑积水。"

脑积水这个词的词源由古希腊语的"水"和"头"两个词组成，它是一种大脑中液体积聚导致颅内压力增加的疾病。因为大脑挤压头骨，没有别的去处，所以这种病在成年人身上恶化的速度会非常快。

由于婴儿的头骨不是固定的，它们像是几块悬浮的盘子，随着时间的推移会逐渐融合在一起，所以当他们的大脑"膨胀"时，会把骨头往外推，导致整个头部在面部上方涨大。对于体形娇小的婴儿来说，这种肉眼可见的大小差异应该非常明显。因此，从理论上来说，对婴儿脑积水的诊断较成年人来说更为直观。

液体本身不是问题。大脑本身就会生产脑脊液，它是大脑必需的润滑液。大脑浸润在脑脊液中，就像是人泡在盆浴里一样。如果没有脑脊液，我们每次转头的时候，脑组织就会撞击我们的头骨，就像在铁罐里晃荡一个网球。因为脑脊液的存在，我们的大脑才免于"四处碰壁"。

这种液体在大脑的中央产生，存在于被我们称为脑室的空间里，通过小孔从脑室里流出。它流过大脑外表面，沿着脊椎向下蔓延，被吸收到血液中，最终作为血液的一部分流入心脏。脑脊液的生产从未停止，它就像是花园里的喷泉，不断循环回收。整个过程本应十分美妙流畅，但如果脑室中有什么地方堵住了，就会产生脑积水。

脑积水可以由脑膜炎或肿瘤引发，偶尔也会有遗传因素。不过大部分常见的脑积水病例都可以简单归结为运气不好。

　　每个人出生的时候都有可能在分娩的过程中受到创伤，有的创伤会导致大脑轻微出血。一般情况下，血液很快会被重新吸收，不会有什么问题。但是，少数新生儿却可能因此产生血栓或是脑室阻塞的问题。

　　尽管大脑潜能无限，但有时候它也很不精细。它总像魔法坩埚一样无休止地持续生产脑脊液，即便脑室发生堵塞，脑脊液已经多到快冒出来了，它也全不在乎。这就约等于一个人给轮胎打气，明明轮胎已经很满很结实了，他却还在往里打。在这种情况下，脑袋当然会肿起来，并伴随产生巨大的危险。

　　要是放在十年前，这家人担忧的情况会在他们去看全科医生之前就得到重视。那个时候，健康巡视员会在每次检查时测量孩子的头围，然后把数字记在婴儿的小红本[1]上。不知道是为了省钱还是提高效率，也可能两者都有，现在的标准操作已经不是这样了。现今在英国，新生儿会在出生后和长到6到8周大的时候分别测量一次

---

1. 在英国，每个儿童都有一个自己的健康情况记录本，封面是红色的，被大家称为"小红本"。

头围。如果从前的标准能沿用至今，这个小男孩的情况肯定就会更早被发现。

现在的情况让我不得不认定，脑积水是在孩子八周时那次头围测量之后才出现的，当然这并不等于问题的种子不是在他出生时埋下的。最开始的出血可能只是产生一些瘢痕，但情况会随着时间的推移逐渐恶化，直到完全堵住脑脊液流淌的通道。

可悲的是，线索一直就摆在那里。这个婴儿无法自主抬头就是医学上最主要的证据。在我被告知这件事之前，还有一个更明显的迹象：婴儿的小T恤领口那里被剪开了。

"是你剪开的吗？"我问孩子的妈妈。

她点了点头，"我把他所有衣服的领口都剪开了，不然没法把他的脑袋套进去"。

我真想哭……

虽然初为父母的人确实有可能把孩子的一个感冒症状夸大成什么不治之症，但眼前这个婴儿的脑袋真的大得离谱！如果是一个非常精细的、高度专业化的领域的专家，只需看上一眼就会说，"这很明显啊，你看不出来吗？"。我能够做出这样的判断是因为头部和大脑刚好是我专长的领域。虽然事情发展至此看起来是全科医生的责任，但是如果有人拿给我一张婴儿的脚的照片问"你觉得这个怎么样？"，我只会说，"我不知道，这看起来好像是只脚"。除非它明显比我的脚大很多、毛特别多，或是有六根脚指头，否则我根本不知道自己应该去注意哪些细节。

这时候，责备谁都没用。对这个婴儿和他父母来说，最重要的是我能不能做点儿什么。

那场面我已经太过熟悉，孩子的父母完全被恐惧攫住了。他们过去几周里不断被告知孩子没什么事，可这一次刚到医院就被安排来见我，证实了他们最大的噩梦：孩子确实有问题，而且很严重。其实他们早就知道了，他们是唯一意识到这件事的人，所以我希望他们不要太过自责。

"你们是很棒的家长，"我告诉这对父母，"你们很有经验，也相信了自己的直觉，你们没有相信其他人的判断，一直在注意孩子生病的迹象。你们已经尽力了。"

我冲他们笑了笑，想让他们放松些，"现在轮到我尽力了"。

大多数家长听到孩子的大脑出了问题，一定会和我面前的这对父母一样害怕，毕竟这不是"小强尼扭伤了脚"这类小事。很多人不了解大脑内部，所以脑部出现问题是超出大部分人的认知范围的。有时候人脑中发生的事也会超出我的认知范围，但所幸这次没有。我解释了这类轻微出血很常见，也告诉了他们为什么这件事无法避免。

他们一字一句听完我的话，问出了那个大家都会问的问题："你能帮帮他吗？你可以做点儿什么吗？*你能救救我们的孩子吗？*"

我绝不会对病人或他们的父母撒谎，也不会毫无原则地去讲他们想听的话，这对谁都没好处。这么做既不省事儿，也不会让我在夜晚安心入睡。不过，现下我的坦率不会有任何问题。

"实话说，脑积水是一种非常严重的疾病，看起来很吓人。不过，我们有很成熟的应对方法，之前已经成功治疗了几百例病例。在进手术室之前我不能给你作任何保证，但这台手术治好你儿子的概率很大。"

他们沉默了一会儿，然后哭了起来，"谢谢你，杰伊医生，谢谢你"。

先别谢我，我还什么也没做呢。

手术治疗脑积水有两种方法。一种已经存在了大约

60年，叫分流术。分流术用一根管子将头部与腹部连通，管子在皮下，用于排出脑室中多余的液体。不过，接受这种治疗的患者中有大约50%的人需要在几年内再做一次手术。这种手术还可能出现包括感染在内的并发症。但在分流术被发明之前，脑积水通常约等于死刑，即便是最好的情况也会影响孩子的正常发育。分流术改变了这种情况，并且已经使用了很长一段时间，所以不管怎么说，这个方法是有效的。

　　另一种方法更新一些，只有小几十年的历史。虽然最终还是有东西要进入病人的大脑，但和分流术相比，这种方法侵入性更小。这种手术将一个小的内镜或是光纤管伸入脑室，并制造一个新的引流孔。虽然这个方法只适用于特定位置的阻塞，但刚好很多患者的情况都符合手术条件。这个孩子的扫描结果给出了好消息，他刚好属于被幸运之神眷顾的一群，我们可以从他的大脑里阻塞部位的正上方进入并对那处阻塞进行处理。

　　内镜治疗也叫微创手术。微创一直是人们希望能达到的目的。简单来讲，这种手术要把一个微型显微镜通过头顶的一个锁眼状的切口插入婴儿的大脑。与分流术相比，这种手术的风险虽然罕见，却更直接。

扫描图片显示阻塞物处于一个超敏感区域，不是那种可以随便触碰的地方。首先那里是重要的疼痛中枢，也是眼睛的控制中心，一旦伤到，不仅会给婴儿带来相伴终身的疼痛或麻木，还可能导致他的眼睛无法正常聚焦。因此，直接摧毁阻塞物是万万不可的。

我在等我的麻醉师凯伦点头，在她确信孩子安全之前，我们什么都不会做。

"我们该开始了。"她说。

"好，"我回答，"能来点儿音乐吗？"我必须得听音乐，音乐可以帮助我集中注意力，不仅仅是在手术室，日常办公的时候、开车的时候、复习考试的时候我都需要音乐的帮助。除了睡眠时间以外，基本上我都在听音乐。

随着AC/DC乐队的歌曲《雷击》愤怒而规律的和弦在手术室里响起，我切开了孩子的皮肤，把钻子对准了他的前额，然后钻了进去。这把钻和用于成年人的颅钻不一样，它更精致，非常非常精致。事实上，我甚至可以用它把一个生鸡蛋的壳去掉。有一次，我在一个我们部门参与的电视纪录片开头演示了一回。制片人不相信我们真能去掉生鸡蛋的壳，买了一打鸡蛋回来。还好第一次演示就成功了，不然他们肯定会好好拍上一段神外医生被蛋清喷溅、满脸狼狈的素材，毕竟我用的"打蛋器"是每分钟75 000转的超高转速电钻。

回归正题……手术一切按计划进行。我瞥了一眼凯伦的显示器，病人的情况没有变化。第二阶段开始了。内镜被插入扩张的脑室中。看着面前的屏幕，我能分辨出阻塞区域和绝对不能触碰的禁区。我眼前是另一个被两个非常重要的结构包围的区域：脑垂体（控制大多数激素分泌）和基底动脉（一个极其重要的供血系统）。负责记忆的乳头体也在这个区域。这些可都是绝对惹不起的结构。

彼得过去常对患者家属说："想象你在一个装满了水的房间，如果打不开门，你该怎么做呢？当然是在窗户上砸个窟窿了！"我从他那里"偷"来了这个比喻，一直用到现在。在这些超级重要的结构之间，我看到了一个两毫米的缝隙。如果我能在中间戳一个洞，或者说"在窗户上砸个洞"，就可以造出一个新的让脑脊液流出大脑的通路。这是我们的最优选择：建条支路，破坏堤坝，释放压力。

这听起来很危险，事实也确实如此，很多地方都可能出错。但我的装备先进，而且经验丰富。在我还是实习医生的时候，这种手术刚刚处于起步阶段，是个大工程，整个手术过程非常繁杂。那时我在格拉斯哥的老板会给这种手术留出相当长的一段时间。但随着经验的增加和全球医院操作技巧的积累和分享，加上设备不断更新换代，现在这已经属于"常规手术"了，从头到尾不到20分钟就能搞定。医学的进步是惊人的，这需要钱，需要全世界医学院的努力，也往往需要先驱者去尝试一些从未被尝试过的东西，不过在这些努力下，患者的前景也变得越来越好。

手术进行得很顺利。我们开了一个小小的出口，引流积液，然后淡定收工。当我回到候诊室时，看到孩子父母眼中的痛苦并未减弱分毫。

"我们要等六个月之后才能确定手术结果，"我说，"就目前看来治疗是成功的。"

"我们能看看他吗？"

"当然可以，跟我来吧。"

五年过去了，那个小婴儿现在是一个小男孩了。一个脑袋和正常人一样大的小男孩，而且每次我见到他都觉得他比上一次更可爱。释放压力的方案起作用了，阻塞物还在原来的地方，不过替代的支路也还在工作。我每年都会给他复查一次，虽然这些年来男孩大脑里的魔法坩埚还在努力工作，但他再没有复发过。

我估计，我们再也不需要为他治疗了。但很多其他类型的脑积水治疗就不好说了。这并不是说我们的成功率不高，而是在很多情况下，对脑积水的治疗很难一劳永逸。想想这个疾病涉及的组织和结构，这也并不奇怪。

我最早接触的脑积水病例中有一个女婴，她在六周的头围检查时发现了问题。孩子的父母都是第一次经历这些，养育一个小孩的过程对他们来说新鲜且神秘，一旦孩子出现问题，感受到的恐惧也是他们未曾经历的。这对父母事先没有意识到任何异常，这让他们听到诊断结果的时候更加痛苦。别的孩子的父母虽然会因为孩子的状况感到难过，但这些新晋家长自己脑补的往往比我们实际告诉他们的更严重。对这对父母来说，这不仅是一个坏消息，还来得十分突然。

婴儿并没有明显的不适，而且看起来发育得不错。不过，扫描结果显示出问题的是最终要吸收脑脊液的地方，而不是那种可以绕过的通道。我可以砸了所有我想砸的窗户，但脑脊液不会因此被吸收。这意味着，我们必须采取B计划了。

说分流手术是两台手术真是完全正确。首先这种手术理想状况下需要两名外科医生参与，我在病人头顶全

238

神贯注的时候，我的同事要在病人的肚子上做准备。在我们之间，手术护士要确保婴儿处在特定的体位：我可以够到她的后脑勺，与此同时主治要能接触到她的腹部。

麻醉大夫示意之后我们才开始手术。首先要打开她的头皮，我做了一个标准的"马蹄形"切口，就是在目标点切一个"U"形口，然后小心地剥开那里的皮肤。即使是和一个10岁小孩儿所需的切口比起来，这都是很小的一块，更别说和成年人的比了，而藏在这块小小的头皮底下的手术部位比这还要小。

接下来我在婴儿的颅骨上钻了一个小洞，打开硬脑膜，也就是包裹大脑的纤维袋。往后就是棘手的部分了。我把一个非常精细的硅胶管伸入大脑中的液体空间里，这根管子会帮助排出多余的脑脊液。

管子要插进婴儿大脑里8厘米深的地方，为了让插管位置尽可能精确，我确认了一下扫描图片。图片是二维的，我需要凭借这张影像在脑海中建立一个三维模型。随后我开始寻找一些外部的标记，比如耳朵的开口、内眼角和外眼角、鼻梁和鼻尖，并将它们绘制到我头脑中的模型里。有了这些标记，我就可以考虑具体要在哪里做进入颅骨的开口和大脑表面的开口了。随后我开始描绘管子插进去的确切角度和方向，以确保它只会穿过大脑中最不重要的结构，并且准确插入液体空间。最后，管子必须进到脑室的正确部位，才能最大程度上避免管路尾端发生堵塞。整个过程中可能遇到的问题可以列出长长一串。虽然这种手术是神经外科最常见的手术之一，但也困难重重。

我曾经因为错过了一些小的脑室最终把管子插到了运动控制中枢，而导致患者一侧身体虚弱；我也曾经因为在穿刺点造成了小规模的出血而导致患者丧失了部分视觉。当导管穿过大脑外层表面离开视线后，就是两眼一抹黑的状态，这时候我根本无法知道导管在通往脑室的过程中是否会碰到某根细小的血管。如果这台手术导致了脑出血，就有可能引发中风；如果血液流入脑室，就会很快把引流管也堵住，甚至直接导致手术终止。

我认为做引流管插入手术是绝对的人人平等：任何神经外科医生，即使是年资最高的专家，都有可能在插入引流管时出现严重的问题，哪怕这看起来是我们做的程序最简单的手术之一。这说明一个很直白的事实，即我们在征求家属同意时告诉他们的，神外手术没有简单的，手术充满了风险和意外。"现在，请在这里签字。"

我在剥开的皮肤下层切开了一小块空间。如果我足够细致的话，甚至能把一根金属管插到婴儿皮肤和身体其他部位之间的那层组织里。想想屠夫剥兔子皮时暴露的那层组织，全靠手感和直觉，只要我碰的是正确的部位，就不会伤到病人主要的血管或是组织结构。我一只手插管，同时感受着在脑膜另一边导管遇到的阻力。沿着脖子后面，绕过侧面，穿过肩胛骨和胸腔。在围观的人看来，导管大概就像是一只在地面下挖洞的小鼹鼠。

虽然没有地图，但我知道自己不能去哪里。我必须绕过颈部那个包含颈动脉和颈静脉的鞘，绕过胸腔里的肺。这些组织随便碰一下都可能造成比我正努力解决的问题严重得多的麻烦。

导管的目的地是腹部，我的同事已经在那里忙了一阵了。他那边似乎很顺利，腹部切口已经做好，导管可以进入腹腔中了。

"还顺利吗？"我问道。

"准备好了。"

我们都能看到我已经很接近了。即使如此，当突破的瞬间到来时，当我们看到管子的末端从腹部切口冒出头来，仍然有一种解脱的感觉。这段距离实际上并不长，只有不到30厘米，但却是一段艰难的旅程。

我们的计划是让脑脊液被肠道重新吸收，但绝对不能以任何方式破坏肠道。最糟糕的情况就是在肠道和大脑之间打开了一个往返通道，这会使婴儿的粪便可以直达大脑。一旦出现这样的情况，婴儿感染的风险将会大大升高。肠道以及那些"可爱"的内容物都被装在一个"袋子"里，这个"袋子"就是腹腔的腔体。我们要攻克的是这个"袋子"，只要把导管插到这个袋子里，所有多余的脑脊液就会被输送过来，然后自然而然地被排出体外。

用来引流的管子其实有两根，一根套在另一根里面。我操控着内管，让这根真正的引流管在外管的保护下被推入、诱导或者吸入我们准备好的通道。待引流管到达腹部，我们再移去外管。这台手术马上就要进入移去外管的环节了。

引流管与一个阀门相连。阀门是一个弹珠、弹簧以及珍贵的宝石组成的机械装置。在一定压力下，阀门会打开，让液体流出。确保阀门不会被粘住、引起感染或者产生刺激性作用是至关重要的。不知道是谁发现的，红宝石竟然是这套精细设计中作为阀门入口的理想材料，这也是为什么几十年来世界上大多数引流管都是瑞士制造的[1]。引流管上的几乎所有工艺都是手工完成的，制造公

1. 机械手表里需要用到红宝石原件，瑞士作为有名的机械表的生产国，对红宝石有大量稳定的需求。

司挖了很多钟表匠来帮他们造引流管。

我的同事缝合了患者的肚子，我缝好了头皮。这天我们忙了两个小时，但目前为止一切还算顺利。

我走出手术室就去见孩子的父母。家属在医院候诊室的每一秒都会显得无比漫长，对此我有过切身的体会，因此也讨厌让别人久等手术的结果。

几乎可以确定，小婴儿茱莉亚体内的管子救了她的命。如今，除了她脖子上一个必须仔细寻找才能注意到的小肿块，没人能想到她身体里有根管子。现在在她体内的已经不是当初的那根管子了。人工的零件本来就不适合永远留在体内，这些管子总会有引起感染、溃烂或是过敏的风险。有时候它们本身也会出问题，比如堵塞或是无法正常工作，就像电视或汽车会坏掉一样。但好消息是，这些问题是可以修补的。

茱莉亚与那些和她情况一样的人永远不会"痊愈"，他们体内总会有一根小小的硅胶管。但很多时候，没人会注意到它们。引流管只是默默地工作着，让我们的病人尽可能过上正常人的生活。

第十五章　你会怎么做？

我一接电话就听出了产科大夫的声音。这人打来的电话很少有好消息，但我不能为这个埋怨他。

　　"杰伊，你能过来一趟吗？"他说，"我需要你帮忙看个东西。"

　　"看什么？"

　　"脊柱裂。"

　　"好吧，"我说，"能把检查结果发给我吗？我带着一起去见家属。"

　　"我们没有检查结果。"产科大夫说。

　　"那你怎么知道是脊柱裂？"

　　"因为孩子就在我眼皮底下，他刚出生！"

　　脊柱裂是一种先天缺陷，病变在胎儿还在母体内成长的时候就形成了。在严重的病例中，脊髓会完全裸露，表面没有任何皮肤、肌肉或者骨组织覆盖，所有裸露段以下的神经功能都会受到影响。脊柱裂可以出现在脊髓

245

的任何一个节段，患者的后背上会有一个非常显眼的洞，洞的周围有着粗糙的突起，因此很容易识别。

脊柱裂产生的具体影响取决于洞的位置。一般而言，位置越靠上，病人失去功能的解剖结构也越高。如果脊柱异常位于脊椎非常靠下的地方，受影响的会是膀胱和肠道功能，它们由最低位的脊髓连接的神经进行支配。稍往上一点影响的是脚踝的功能。顺着脊椎继续往上，接下来被破坏的可能是髋部的功能，同时还有脚踝、膀胱和肠道的问题。一旦影响了髋部，病人就很难走路了，随之出现的还有感觉减退和性功能障碍。同时，还可能会伴有脑部问题，影响吞咽、言语和呼吸等功能。很多病人还会出现脑积水，需要进行引流手术。

对于一些人而言，这些潜在的问题可能会让他们失去希望。但事实上，虽然多少和父母们最初的期待相去甚远，很多脊柱裂的病人都过着快乐、充实的生活。我们和准妈妈或者准父母的最初谈话基本上会决定这个婴儿未来的人生。这也是近年来我们在以越来越仔细的态度对待这项检查的原因。

对于很多新手家长而言，确认怀孕之后最令人激动的就是第20周的B超检查。此时会揭晓孩子是小琼尼还是小珍妮。不管想不想知道性别，在第一眼看到那翘着的双腿、精致的鼻子和小小的双手时，谁又能克制住自己的兴奋呢？但是在准爸爸和准妈妈们考虑着是不是要买下检查中的照片或者视频时，超声医生所在意的并不仅仅是这些表象。他们需要监测胎儿的心跳、测量脊柱，并且检查胎盘附着的位置。简而言之就是核查宝宝的发育情况。他们是守门人，是抵御异常情况的第一防线。这就是为什么每个人都应该把产检B超的优先级拉高。

我见到这对家长时，他们正处在内心几近崩溃的状态。震惊，沉默，无法沟通。孩子的妈妈还在卧床，进行产后恢复。爸爸一直盯着窗外。在产科医生介绍我的时候，他回了一句"你好"，然后很快又将注意力转回了停车场。看得出他们都刚刚哭过。

"你们知道孩子有脊柱裂这个情况了吧？"我说。妈妈点了点头。

"也知道这意味着什么？"她又点了下头。

"通常而言，这类问题应该在孕中期的B超过程中发现，"我尽可能温和地说，"但我们没看到相关的检查记录。"

"我们没做B超。"妈妈回答。

"好吧。介意我问问原因吗？"

"我们当时觉得没有必要。"

他们不是第一对这样做的年轻父母，这些人要么是没空要么是忘了。当然，这只是一方面，也可能是他们并没有认识到孕期超声的重要性。毕竟怀了孕，也确认过了，生活还得照常继续。人们需要上班挣钱，怀孕的家庭还多了额外的经济压力。妈妈需要在产前产后休假，所以爸爸就得超级小心，不能因为请太多假而惹怒老板，被炒鱿鱼。在房租都很难负担的日子里，放一次医学检查的鸽子显然不是什么大事。错过100次医生的预约或者检查，有99次都不会有什么严重的后果，但剩下的那一次可能就会出问题。我面前这对年轻的夫妇就付出了高昂的代价。或者说，他们的孩子承担了这个代价。

刚进入神经外科时，我发誓会把走进诊室的整个家庭都当作我的病人对待。孩子的亲属，无论是作为成年人的父母亲戚，还是和他们年龄相差无几的兄弟姐妹，都会像保温箱里的小家伙一样感受着强烈的痛苦，至少他们看起来很痛苦。但时不时地，事实会提醒我，真正的病人只有一个。

我和这一家人做了讨论，详细地说明了疾病的状况、治疗计划和风险。一下子要接受的信息太多了，孩子的爸爸依然面对着窗户，他问我，孩子会好起来吗？我能

"治好"他吗？

"没有那么神，"我回答他，"我们会尽可能闭合他的背部以预防感染，并且减少腿部还有肠道功能的恶化，但我们无法复原已经损坏的部分。"

首先，"修理"脊柱裂最迫切的目标就是把洞盖上。在母体内，胎儿会被羊膜囊内的羊水保护着。而从分娩那一刻起，危险就开始了。产道本身就是一个污染区，而后面接触的环境则更糟。外面的世界对婴儿来说不仅是一个陌生的环境，还是一个病原体聚集的地方。即使最干净整洁的医院也是感染的温床。所以，当务之急就是尽快合上这个洞。但这并不能挽回婴儿那些已经不复存在的功能，而是为了防止他染上脑膜炎或者其他严重的疾病。

如果无法提供支持，那么空谈就没有意义。对于一个新生儿开放性脊柱裂的病例，理想状况下应该在出生后48小时内进入手术室。这一次，我们取消了所有日程，把手术定在了第二天，也就是孩子出生后24小时内。说"我们"是因为我并不是一个人在战斗，一位整形外科的同事也会在现场协助。

脊柱裂有很多类型，最轻的一类并不需要手术。而这一次的病例是最严重的一种，脊髓脊膜膨出。脊髓就暴露在婴儿背后一个小囊腔中。

我们的计划是闭合这个洞。但在做这件事之前，我需要试着重建脊柱。骨头变不出来，但肌肉和皮肤可以从别的地方移过来。

说起"儿童神经外科医生"，很多人会理解为"治疗婴儿大脑疾病的外科医生"。其实，婴儿的脊髓也是我工作的重要部分。归根到底，大脑和脊髓的发育来源于同一组细胞，其中一部分向上膨大成为大脑，其余的则一直缩向脊髓的末端。胎儿所有与脊髓相关的发育在受孕21天内就完成了，这时甚至连妈妈本人都还不知道胎儿的存在。

做这样的手术时我会戴上我的放大镜，它可以帮助我看见脊髓上那些极小的、半开放的覆盖物——那些本应是骨骼、肌肉和皮肤的部分。这些覆盖物看起来像蜘蛛网一样。我会用一把非常精细的镊子和一把很小的剪刀把覆盖物和肌肉依次从脊髓组织上分离下来。通向脊髓中央的这个洞源自脑室，所以脑脊液会顺着流下来。我需要做出一节新的圆筒状脊椎。我会小心翼翼地辨认神经的形态并找到中央管本来的位置，然后把这些神经拉过来，放在正确的位置缝线固定。想象一下这个过程，可能有点像做一只瑞士卷，只不过用的是脊髓而不是海绵蛋糕。紧接着我会用网膜组织在这个脊髓卷的基础上再卷一遍，以确保不损伤那些非常柔软的神经组织。

接下来，我们要从骨盆上方找来覆盖洞口两侧的肌肉。移植的肌肉一般取自背部中线的最下面，位于臀裂之上。整形外科的同事很擅长在这个区域进行操作，他会花一个小时的时间游离和塑形这些肌肉，把它们连带血供一起转移到脊髓所在的中央区域。他缝合这些组织之后，就只差皮肤了。

从好的方面看，婴儿有点像迷你的、超级可爱的小老头，他们的皮肤柔软而富有弹性。但他们长成这样是有原因的：婴儿采取的呼吸方式是腹式呼吸，他们不会像成人一样通过胸部来呼吸。所以我们会看见他们的小肚子有规律地上下起伏。如果我们将他的皮肤前后绷得特别紧，那么在运动和呼吸的时候，伤口就有可能因为受到过大的张力而裂开。理想的状态当然是保持皮肤的完整性和松弛度，所以我们才需要整形医生站在这里。

在眼前的这台手术中，我们需要的皮肤多于可以从附近区域游离延伸的组织。手术从婴儿包括背部、肩部还有臀部在内的所有附近的区域都取了皮，用来覆盖刚刚闭合的脊柱。要确保可以完成对所有区域的供氧，整形外科医生会为了覆盖整个区域把皮肤切成复杂的网格形态，因此需要对这些皮肤的血供有丰富的知识。

这是一个程序化的步骤，每一步都必须遵循既定的顺序。我们无法恢复从未发展过的脊髓功能，既然损伤已经产生，就只能承认它的存在，需要做的是避免更多的问题。有些问题会在术后立即出现，比如感染、脑脊液泄漏或者潜在的脑膜炎、伤口裂开等。这些都可能导致整个区域再次暴露。

有些问题则在随后的很多年才会慢慢显现。如果覆盖得不好，病人这个区域可能会经常感到疼痛。更糟糕的是，如果他们长时间使用轮椅，也会出现压疮和背部皮肤的破裂。因为几乎所有能用的移植组织都在第一次的手术中用掉了，这些问题可能无法再次进行修复。因此，病人也可能会死于与脊髓本身毫无关联的脊柱裂并发症。

脊柱裂没有普遍认可的"病因"。有证据表明，孕早期的叶酸缺乏可能是诱因之一，也有充分的理由相信这和遗传基因相关。因为没有确切的病因，家长常常倍感自责。一旦婴儿手术方面的压力结束，父母就会从自责转为互相指责。就像现在这样：

"我跟你说了要戒酒！"

"我也跟你说了要戒烟！"

"都是你的错。你全家都有问题！"

"你在说什么？"

"看看你叔叔，别跟我说他脑子没问题！"

"你敢再说我家人试试！"

我们在工作中花了大量的时间来减轻父母的负疚感，希望减少他们相互的指责，更重要的是试着在这些家庭得知毁灭性的消息之后，帮助孩子的家长避免不必要的自我折磨。

对于那些严格遵守产前检查安排的父母而言，很少会在分娩当天遭受这样的打击。在标准病例中，超声医生会在胎儿20周时就标注脊柱裂的可能性，然后列出一系列的解决方案。不久之后，我可能会被叫去和家长一起讨论最后决断。这里的"决断"指的是最差的、最基础的那种。我会和他们说明情况，讲清楚这对孩子来说意味着什么。我们会讨论治疗计划，以及未来孩子能独立生活的可能性。这些是父母需要知道的。但所有这些，都是为了让他们做出最终抉择：是否留下这个孩子，继续或者终止妊娠。这是字面意义上的"生存还是死亡"的抉择。你会怎么选呢？让我拿主意的话，我可能会掉到为这个选择做出解释的地狱之中。和这样的准父母谈话，看着他们被丢入残酷现实时的表情，非常令人心碎。但我总是提醒自己谨记，和即将被噩耗裹挟的那两个毫无准备的胎儿父母相比，无论我感受到了怎样的痛苦，都是微不足道的。

站在我面前的男人和女人很符合一对普通夫妇的标准原型：年轻，已婚，第一次为人父母。他们刚刚遭受了沉重的打击，他们已经20周大的爱情结晶患有脊柱裂。和很多人一样，他们听说过这个病，但只是有个模糊的印象。就像历史课本上的伤寒症或者小儿麻痹症一样，这是一种他们知道但从没遇到过的东西。显然也是他们开始着手组建家庭时未曾料到的。

我在路上研究了检查结果。这是一个相当典型的病例，对我而言毫无特殊，但对这对父母来说，却是他们平生未闻的恐怖剧本。在这种最痛苦的时刻，眼泪是难以避免的。只要家长能够接受这种严重的情况，做医生的甚至应该鼓励他们哭出来。

我哭过很多次。不是在我的病人面前，而是每当我一个人在办公室，或者坐在沙发上，脑海中回想当天所见所闻的时候。老实说，我有时候看迪士尼电影都会哭，直到现在，每次看到《狮子王》中穆法沙死的那段我都会流泪，所以我应该算是个"爱哭鬼"。

掉眼泪是一种人类面对坏消息时身体和情绪的自然反应。然而踏进病房的那一刻，我总是看见人们急切地试图忍住并擦拭眼泪，或是假装事情从未发生。他们似乎觉得在医生面前表露自己的情绪非常丢脸。好像我们特别重要，不该被普通人类的琐事烦扰。当然这也可能是我的过度解读，也许更丰富的人生经验告诉他们应该如此，也可能很多医务工作者真的希望他们如此反应，但我并不这么想。"别着急，"我说，"这对你们来说是很大的打击，可以等你们准备好了咱们再谈。"

我对病人从不留情，不会对他们撒谎也不会粉饰真相。然而，我会尽我所能地在最合适的时间用最轻柔的方式来传达现实的情况。察觉到这对年轻的夫妇已经准备好了，我开始慢慢推动他们考虑未来的情况。

"这就是我们对于脊柱裂所知道的，"我首先向他们简要概述了一下这种疾病的情况，"有些婴儿会比其他孩子遇到更多困难。恐怕你们的孩子是严重的那种。"

"能不能治好"的问题很快就被提起，我也早就做好了准备。同样的回答我已经对很多家长说过了，但是即使再重复一千遍，那些话还是一样让我心痛。

"很抱歉，不能，"我回答，"我希望我可以。我能做的最多就是控制疼痛和尽量减轻已经不可逆的损伤，让孩子尽可能过上相对而言更有意义的生活。"

有些家长坐在那里，一言不发，等待我主导话题。另一些会一股脑地倒出很多问题，包括那些他们并不一定想知道答案的问题。这些反应没有对错，它们是同一种情绪的两面：震惊。两种不同的反应针对的是同一个状况，而这状况是他们早晨走出家门时无法预料的。

看过扫描结果，我很清楚胎儿情况的严重性，并且可以相当准确地预测孩子离开子宫后的生活。在灌输给他们更多信息以前，我给这对父母留了一些时间消化我之前的回答，稳定一下情绪。对承受了巨大打击的家长讲任何话都没有意义。他们消化不了那些信息，也理解不了那些严肃的内容，但我需要他们听明白，因为接下来我们要讨论的是他们此生从未面对过的重大决定。

我们一直聊到了晚上，一般这个时候我已经回家了。我的妻子和孩子们很快就该坐下吃晚饭，顺便彼此分享一下自己一天的生活，一些普普通通的日常，那些杂七杂八的、有点混乱的以及值得一提的事。如果我没有坐在那儿，她们会不太高兴，但也习惯了。她们习惯了为我留一份晚餐，习惯了这个家庭里的爸爸总是很晚才饿着肚子匆匆赶回家，到处找晚餐保温的地方。孩子们习惯了我在她们已经躺在床上准备睡觉的时候才推开门去试图"弥补"一天的生活，甚至习惯了有时直到第二天早上才见到我。但我知道我有多幸运，因为与我相反的例子正坐在我对面。

这对父母已经冷静下来，接受了现实，做好了继续听下去的准备。所以我继续了。

我跟他们说明孩子可能只会保留很少的膀胱和肠道功能，甚至可能完全没有，并且他可能无法独立行走，同时性功能会受限，呼吸也可能有困难。最糟糕的是，从脑组织的膨大程度来看，基本可以确定孩子后续会出现很严重的发育问题。

我说的都是事实。我想让他们像我一样了解这个特别的、独一无二的胎儿。但我不想过于消极。你可以这么想：一个婴儿并不真的*需要*膀胱和肠道功能，他们出生时都没有这些功能。一个小孩不*需要*会走路，一个成年人也不*必须*有性功能。对于一个刚出生的婴儿来说，大部分的问题似乎都无关紧要。等长到两岁还不能走路，这会成为一个小问题，不过家长依然可以抱着他到五六岁。那16岁了还不能走路呢？即使这样，也有可能的解决方案，比如可以买一个轮椅，买一辆低一点的小汽车，

257

我们可以解决物理层面的所有麻烦。但从心理上而言，这会很艰难。有些孩子会满不在乎地处理好所有事情，没什么是解决不了的问题，但更多的孩子则会有截然不同的反应。

当一个头脑敏锐的人被困在一具功能丧失的躯体中，即使是性格最坚强的那些人也会崩溃，尤其是青少年。我遇到过这样的情况。当你环顾四周，会看到所有的小伙伴都在跑步、跳舞，甚至摔倒，每一样都是你梦寐以求的，这些会影响你。你目光所及之处的一切都在持续不断地提醒你"你不对劲"或者"你需要帮助"。这些不是我编出来的，是诊室里的孩子亲口对我说的。不过，反过来想，如果脑功能的影响像我预计的那样严重，并且确实导致了显著的智力发育迟缓，那么那些假定真实存在的关于"与众不同"的心理影响应该反而不会那么严重了。

"哎哟，"我想象了一下那对父母讽刺地对我说，"这可真是个好消息，医生。你是在告诉我们，我们的孩子根本没有那个脑子去理解自己是残疾……"

我得小心翼翼地讲述一些可能性而不是把话说死。医生也犯过错误，奇迹也会发生。

这对家长沉默地坐了10分钟，我停下来让他们提问。

在我看来，我已经把能说的都说了。他们应该对可能发生的事情有了预警和准备。他们会让我重复其中一两件，等我认为他们跟上了思路时，会继续推进进度。"那么，接下来该你们做选择了。"我说。

这是很艰难的选择。我并不是在说类似"你们希望让我试着改善孩子的腿和膀胱功能吗？"这类的问题，我不是在问"我们应该治这里还是那里？"，我的问题基础得多，直抵源头。这是任何父母都不愿意思考的问题：*你们还希望继续妊娠吗？*

我不会直接这么说，除非被直接提问。很多家长最后都会寻求我的建议。他们通常会问两个问题。第一个问题：如果是你，你会怎么办？

这是一个很有分量的问题。我并不是虔诚的基督徒，我更愿意把自己描述为一个堕落的印度教徒或者不可知论者。我能理解别人的信仰，也能理解那种与生俱来的驱使我们大多数人进行繁衍的内在激情。但从专业角度来讲，我的回答更关注于与这个孩子自身幸福相关的两个问题：孩子的生命是否会充满不公平的苦痛？以及，他的生活质量是否能被家庭和他自身所接受？我也会反问家长：*你们能接受吗？*

我在这里为他们提供咨询和建议，也尽我所能为他们描绘未来生活可能的样子。虽然不能为他们提供精神上的引导，但是作为一名医生，我却可以试着为他们，为了整个家庭，更重要的也是为了这个孩子，描述生活可能的走向。

怯懦的人不适合抚养一个严重残疾的孩子。我见过那种本应稳固、健康的家庭，因为一个有特殊需要的孩子而慢慢破碎。但我也见过有严重残疾的孩子过着生活质量极好的幸福生活，并给整个家庭带去数不尽的欢声笑语。我见过各种各样的结局，但无法对任何一个做出预测。我能做的最好的事情，就是提出一些家长们可能会优先考虑的问题。

你们一家人能有多少时间用来尽可能地陪伴这个新来的小家伙？当然，这可能会需要他的其他兄弟姐妹做出牺牲，也可能会把其他的兄弟姐妹变为照顾者，这种情况我也不知道是好是坏。这些兄弟姐妹从帮忙照顾这个孩子中获得的快乐，是否"值得"让他们不得不迅速地长大？

虽然这听起来很残酷，但你们的经济状况会不会对照顾这个新生儿所需要的时间和精力产生影响？你们愿意雇一个人专职照顾他吗？还是愿意牺牲一个人的事业以应对他的特殊需求？即使你们经济上负担得起，会不会慢慢开始产生怨言？

一个很基础、很奇怪而且无法量化的问题是，你的家庭能应付得了这样困难的状况吗？

我不知道。他们也不知道。但他们是需要做出决定的人。我唯一能建议的就是：请对自己和彼此诚实。现在是做出这个艰难决定的时候了，否则很快就来不及了。

我更有自信站队的这些事情关系到婴儿的健康。如果我知道他可能会难以维持自主呼吸，可能会需要在短时间内做大量手术治疗，或者可能大多数时候无法保持稳定，那我就会直接说出来。作为专业的医务工作者，我没办法告诉他们怎么做，但可以告诉他们会发生什么。

但在他们问我个人的选择时，就有所不同了。杰伊作为一个爸爸如果设身处地会怎么做？我的很多同事都会选择回避这个问题，或许这样才是正确的。但有时，父母是真的想要知道。我并非站在他们的位置，我怎么知道自己在这样的情况下会怎样呢？当然，我和妻子也有三个孩子，她们都做了超声检查。我们每一次都会讨论如果检查出问题要怎么办，但从没达成过一致意见。

有时我会说："好吧，平心而论，仅仅就我内心而言，纯粹代表个人立场，我会选择不再继续这次妊娠。我认为这个孩子的脑损伤会让他承受极低的生活质量，甚至没有任何生活质量可言。他可能会承受比其他人更多的痛苦。"

也有时候我会说："如果是我的话我会选择继续妊娠。你们的孩子确实有问题。他的生活会跟你们想象和期待的完全不同。但不同并不代表不好。仅仅是不一样而已。很多人虽然没有心理或者发育的障碍，却也一生碌碌无为。我的很多病人，虽然存在你们孩子可能会出现的那些问题，却依然生活精彩，他们过着快乐的生活并且为社会做着自己的贡献。他们的生活称得上是有质量的生活。"

"这就是我会做的选择。"

经常被问的第二个问题就友好得多了："我们能再考虑一下吗？"

通常当家长愿意花时间的时候我总会感到很欣慰，这代表了他们的决定将会是深思熟虑的结果。遇到这样的事情本来就不应该操之过急。话虽如此，决定还是需要尽早做出。当终止妊娠的选择被摆上桌面，母亲们不会愿意接受，因为她们经历了从怀孕初期毫无感觉到能够感觉到胎儿在动的整个过程。世界上所有的末日科学加在一起，也没有一个母亲第一次感受到肚子里的小生命踢腿、打嗝或者伸懒腰有意义。

有时候，人们需要一天或者一周来做决定。但这次，这家人只想离开我一小段时间。他们起身想返回候诊室，但我没让他们走。

"坐在这不用动。慢慢来，放松点。"我收好了检查结果和记录，走回了位于院区另一边的办公室。"你有我的电话，他们准备好了就打给我"，我对在整个过程中有重要作用的助产士说。

我刚到办公室手机就响了。他们决定了。真的吗？我往回走时想着。

他们的脑子显然一片混乱，我一进门他们就双双立刻开始争论。我让他们继续，然后让他们冷静下来，接下来点头示意妈妈继续说。

"我害怕如果我们只是因为孩子身体不好就结束了他的生命，别人会怎么说。我们会显得特别自私。"

爸爸补充说："我担心把一个我们知道会活得很痛苦的孩子带到这个世界上来。"

这是一枚硬币的两面。一枚我希望他们忽略的硬币。

"我知道这感觉像是全世界都用眼睛盯着你，但他们没盯着，房间里只有你们和我。没人会评价你们，也没人能懂你们正在经历什么。即使99个人都选A也没关系；如果你们想选B，那么B就是世界上对你们而言最正确的选项。这是你们需要自己做的决定。"

这是一个雷区。道德和情感的陷阱无处不在，但我能从他们的眼中看出他们已经做出了决断。

"我们决定不再继续了。"妈妈说。

"你们确定了吗？"我问。

"这是正确的选择。"

我点点头，给了他们一个微笑。在这个毁灭性的时刻我依旧试着保持乐观。从医学的角度而言，他们已经做出了决定。产科团队将会在24小时内进行后续的安排。我和这个家庭的时间到此为止，但他们将会永远带着这个决定生活。

每个家庭都不一样。面对脊柱裂这样爆炸性的消息，有些人的反应看起来像是他们所爱之人已经被取走了性命，而另一些人则更加坦然，也有些人看起来很乐观。我对所有人一视同仁，提供相同的意见。我更像一名法官，虽然不能决定结局，却可以指导我的陪审团。不过，也有些家庭做出的决定让我无法理解。

我曾接触过另外一对年轻的夫妻。他们工作努力，职业优秀，前景广阔。理论上来讲他们具有成为一对成功父母的潜力。依据常规，检查提示了胎儿患有脊柱裂的风险。产科医生做完他们的工作以后，我被叫了过去。我尽可能设身处地地给他们描述了他们未来后代的健康概率后，他们立即决定了终止妊娠。

在其他情况下我可能会钦佩他们明晰的视野。但这个病例不一样，预后并没有那么糟糕。就严重程度而言，这是我见过的最轻的。这个孩子在帮助下很可能能够学会走路。问题可能仅限于影响他的脚踝，也许还有一些膀胱的功能。这个孩子几乎肯定可以正常上学。

简而言之：是完美的吗？我得说，"不，可能不是。"从人们对生理发育公认的理解而言这个胎儿可能不算完美，但也非常接近了。

"我们想要终止妊娠。"

"你们确定吗？其实不会有那么……"我准备开始滔滔不绝地讨论生活质量的问题，就种种迹象而言，这个孩子的未来生活可能还不错。

"确定，我们想要终止妊娠。"

在我的职业生涯中见过太多的痛苦。很多父母都在为自己是否做出了错误的选择而感到痛苦。很多孩子都患有世上最糟糕的疾病，以至于我甚至会想，死亡对他们而言可能是一种救赎。我总是看到一些家长不惜一切代价试图保住孩子的性命。

所以，对于这种很可能拥有我认为还不错的生活质量的胎儿，当我看到它被终止妊娠时会很挣扎。但是，一如既往，我能做的就是摆开事实。需要做出决定的是他们，不是我。在这种情况下，一个相当坚决的决定已经做出，我又有什么资格评判呢？

第十六章　你也是那种人

不久之前，脊柱裂还是一种很常见的疾病。我在利物浦长大，后来又去了伦敦。那时候，购物中心里长期放着捐款箱，那些能为脊柱裂提供治疗和帮助的机构会打广告，时事节目里也经常提到。所以问题来了，最近几年发生了什么变化呢？

人类生命开始于一团球状的细胞[1]，这团细胞会很快发育成一个平平的圆盘[2]。随后，从这里边长出头、后背、屁股、腿和脚。皮肤和脊髓是从同一群细胞[3]发育而来的。通常它们会如预期那样全面、正常地发育，但偶尔也会有发育不完全的情况，于是就出现了脊柱裂。

对于脊柱裂这个疾病，目前为止仅有的变化，只在于现在能更早地发现和诊断，这要归功于扫描技术的发展。然而，早期诊断只是故事的一部分。能够清晰地认

1. 这里指囊胚。
2. 这里指原肠胚。
3. 此处指外胚层细胞。

识到这个可能改变一个人一生的问题是一回事，解决它则是另一回事。脊柱裂治疗中真正大的变化在于医院有了终止妊娠的技术，病人有了决定终止妊娠的权利。

世界上所有的技术都无法与道德相抗衡。现代超声大夫可以在怀孕早期准确无误地诊断出脊柱裂。但如果你生活在一个反堕胎的文化中，这又有什么意义呢？

我要见的那对夫妇把这次见面当作一次礼节性的拜访。他们已经做过了孕期第20周的B超检查，不过也只是把例行公事这件事尽责地演绎一遍。他们不想知道孩子的性别，也不担心孩子会有健康问题。女人怀孕了，两个人都为此心存感激，明白自己即将从二人世界走入真正的家庭生活。没有什么可以阻止这件事，哪怕是即将出生的孩子可能有严重的身心残疾。

我和产科医生一起看了B超图像。然后他又重新做了一次即时检查，以便我随时提问。只要我关心的部位能在图像上显示，他就可以直接对着B超图像给我答案。在我看来，这个孩子很可能是脊柱裂病例里比较糟糕的那种。他离开子宫保护的那一刻，很大一部分高级功能[1]

---

1. 指的是解剖结构更高位置影响的功能，包括但不限于行走、排尿、主动消化排便等。

就会丧失。如果将来他可以独立呼吸，就谢天谢地了。

我们结束了检查，让父母在诊室等候。产科医生和我继续讨论了这个病例。

"他们已经决定了，"他说，"终止妊娠不在讨论范围内。"

"所以他们真的下定决心要继续？"

"百分之百继续。"他回答道。

于是我问了个非常重要的问题："宗教原因？"

"不然你以为呢？"

果然多余一问。"好吧，"我说，"我们过去看看他们吧。"

医学有很多变数，技术和科研的进展可以在一夜之间颠覆整个领域。因此，为了解最新的研究进展，作为医生的我们需要不断学习。然而，也有些事情是永远不会改变的，比如世界上所有的科学证据都无法与一个人的宗教信仰相抗衡。

我从来都不会给出承诺，也不会去做出预言。我处理的是可能性，是最好的情况和最坏的情况。我相信证据，也尽力对这些证据做出解释。然而有时候，我用二十年工作经验和十几年临床训练的积累所做出的预后判断还是会被无视。从宗教和文化的角度来说，这些努力有时一文不值、毫无意义，只有一件事值得强调：所有婴儿都必须被生下来。

孩子的家人听到消息后哭了，这让我有点惊讶，也稍微松了口气。面对这种不幸还能保持无动于衷的人，会让别人感到不安。*也许，事情的走向并不是注定的。*

但这只是我一厢情愿的想法，随后我马上提醒自己不要过早做出假设，很多时候对上帝的信仰并不会影响人类的感情。没过多久我就发现，这对父母其实很是纠结。全知全能的上帝也许会有最后的决定权，但这并不意味着他们认同上帝的裁决，起码不是全盘认同。

"你们的B超结果……"我开始了对话。

"我们只是做个检查，好有个准备，"爸爸打断了我，"做不做都没有区别。"

"你不担心吗？"

"我们当然担心。我们很激动，但我们不会考虑别的。孩子就要出生了，我们得做好准备。这是上帝的意愿。"

在面对我认为非常非常糟糕的坏消息时，信仰的力量真是惊人。他们虽然很焦虑、烦扰，但仍然在积极面对。"这么说吧，我们有了自己的孩子，我们会很爱这个孩子，因为这是上帝的决定。"

当然，我也有我的台词：实际情况、统计数据、相关证据，以及有类似情况并且最终极少有好结果的过往病例。我要摆明现实，证明这个孩子的状况虽然没有迅速恶化，但已经非常糟糕。我希望他们对自己和对孩子的人生能看得更现实一点儿。可惜的是，这些努力只是对牛弹琴。

我很高兴这家人接受了我们提供的信息并做出了决定，但让我沮丧的是他们做出决定的原因和客观事实没有关系。我经常问自己，为什么会这样？为什么他们做决定的原因对我很重要？他们做出决定，我只需要接受这个决定，然后按这个要求好好干活就行。可是，无论这种私心是对是错，我还是希望促使孩子父母做出决定的原因和我们的讨论有点儿关系。

"谢谢您来看我们，"孩子爸爸说，"我知道您平时很忙。"

我明白他想结束这次对话了。

"很感谢您的付出，我们希望孩子出生以后您还能负责治疗他。"

我就这样被"拒之门外"，这种感觉很奇特。我先是习惯了主导与病人或者病人家属的对话，后来又习惯了在有更多人参与的对话中作为强势的一方。然而，今天我感觉自己仿佛回到了学生时代——每一个决定都被专横的顾问医否定。唯一的区别是，彼时那个顾问医就站在我的面前，而现在给我这种感觉的存在却是无形的。

"你觉得怎么样？"我一出来，产科大夫就问。

"老实说，我也不知道。"

"但是？"

"但是任何一个孩子降生在这么一个家庭，这么一个特别特别想给他一个美好的家的家庭，都是好的。有多少我送回家的孩子都得不到这孩子哪怕一半的爱。"

我们一起待了片刻，彼此拿对方开了句玩笑，便各自回到自己的工作岗位上了，然而工作中将要面对的却不是我们自己的生活。

要提供与宗教信仰相符的医疗服务从来都不容易。和小道消息里宣扬的不同，那些真正信仰宗教的人不会一有机会就到处宣扬。有时候我们的讨论已经很深入了，我都还不知道是什么驱动了他们的想法。等我意识到是他们的信仰使然，才后知后觉："哦，好吧……难怪。"

当然，这些只是我个人的观点，和这对父母无关。这家人还是生下了这个孩子。而且，虽然他们面临着各

273

种各样的问题，做手术、看病、住院什么的，但我真的很少见到一个孩子被这样深爱着，并被给予了这样一次体验人生的机会。

　　我的妻子在2007年怀上了我们第一个孩子。那时候，我的产科同事是我们的"万事通先生"。和最优秀的人一起工作，就是为了在关键时刻大方地"剥削"他们。

　　有一次，我送妻子去停车场，然后溜达回办公室。我刚进门，电话就响了，是产科大夫。

　　"看在上帝的分儿上，你是忘了告诉我们什么吗？"我问道。

　　"为什么非得是跟你有关的？"他笑道，"没有，不是这样。这儿有一个病例，我觉得你最好来看看。"

　　"好，我这就来。"

　　我俩共同接诊的病人大多很年轻，从二十来岁到三十几岁。我们时常遇到和自己年龄相仿的人，不过年龄相仿不意味着别的地方也一样。

　　产科大夫叫我去接诊的那对夫妇四十多岁，他们非常非常想要一个孩子，但命途多舛，接二连三地流产。最后他们无计可施，准备接受最坏的结果。突然之间，他们最近的一次怀孕达到了20周的重要关口。这是他们经历过最久的一次妊娠，他们就要有自己的孩子了。两个人都不敢相信正在发生的一切，他们瞪大了眼睛，带着难以置信的眼神试图透过仪器看清胎儿的模样。

很不幸，B超结果并没有预期的好。扫描结果是冷酷的现实，这对夫妇怀的是一个有严重残疾的孩子。这种事就像是掷骰子一样，落到谁头上都有可能。不过，这些话应该是作为邻居或者好友给予安慰的时候说的。作为一名外科医生，一个穿着白大褂的人，我的观点会不太一样，而且比较残酷。

在这对夫妇的病历中，我看到了无数次失败的尝试。这么多次怀孕，这么多次流产，这么多次心痛，却没有一个明确的原因。确实有很多随机因素会导致流产，但多次流产往往意味着一个深层原因。科学点儿说，这可能是基因的问题，比如这对父母的染色体结合会产生致命后果；迷信点儿说，也可能是星座不合。现阶段没人确切知道这个原因到底是什么，能知道的只是怀孕成功和失败的比例。这一次受孕最初看起来是成功的，但是超声医生的检查结果又一次带来了噩耗。

在这种情况下回去见那个刚跟我聊过的产科医生是件让人难受的事。二十分钟前，我还在和他聊着我家即将出生的健康、漂亮、肺功能正常的孩子，现在我却又和他一起，准备给两个可能因为遗传因素正遭受无妄之灾的人提供建议。我心里五味杂陈。就在他把病人的B超结果给我之前，我还在为自己家的好事兴奋着，几秒钟之后就不得不转换成工作模式。与自己妻儿有关的一切悄然淡去，作为父亲的杰伊消失了，坐在房间里的是神经外科医生杰伊。

这对准父母非常可爱，而且非常相爱。我理所当然情不自禁地代入了自己的现状。"你知道吗，我妻子现在怀孕了，今天早晨我们也做了B超。我特别清楚你们有多开心，也能想象你们得知要来找我的时候那种万箭穿心的感觉。但我们必须一起渡过这个难关。咱们得一起讨论一下情况，再制订接下来的计划。"

"计划？"爸爸说道，"我们不是只要在20周后再回来就好了吗？"

哦！我意识到，你也是那种人。

我太习惯被别人征询意见了，如果有父母没有向我提问，我会觉得吃惊。如果你问作为医生的杰伊对你的情况有什么看法，他会告诉你事实并得出结论，然后告诉你"但决定权在你"。如果你问作为父亲的杰伊会怎么做，他会说"我们会把孩子生下来"或者"考虑到孩子

276

的健康，我们会终止妊娠"。作为一个活生生的人，我不可能没有自己的想法，也无法做到不去设身处地为向我寻求意见的每一对父母着想。但我总是因此难受，宁可没人需要这类建议。

如果有专家却不去咨询，跟在沙漠里迷路却不看手头的地图有什么区别呢？如果你相信上帝比科学更能解决问题，又何必来询问科学呢？

我理解宗教和信仰，起码自认为理解。有时候，我觉得自己还算虔诚，但上帝给这个世界带来的考验和给我的病人带来的遭遇又时常让我气愤。所以也有时候，我决意不去相信这些东西。我是在为上帝没做到我期待他去做的事而生气吗？谁知道呢！无论如何，一旦开始工作，我就要把和上帝有关的想法统统拒之门外。就像《星际迷航》里麦考伊博士说的："该死的，吉姆，我是医生，不是印度教徒！"顺便一提，那集真挺好看的。

虽然人口普查的时候，为了简单化描述，英国本土白人都被归为基督徒，但其实他们中的大部分并不是很虔诚。他们向我咨询，我给出建议，他们会根据我的建议做出决定，同时感激拥有选择的机会。

但那些最虔诚的人不是这样的。无论具体信仰什么，那些最极端狂热的信徒都不这样。即便很多人都会为自己做的决定而感到困扰，他们还是倾向于将宗教的观点凌驾于个人观点之上。他们作为父母、作为人，本能地想做一件事，但他们受到的规训、他们的教养以及对上帝和教众的忠诚会支配他们走上另一条路。对他们而言，"这是上帝想要的"。

我只是一个穿白大褂的医生，对抗不了这些。

我能感觉到我面前的准父母比他们表现出来的更痛苦。在孩子出生之前，这对准父母就是我的病人，因此我的痛苦也跟着翻了倍。一旦孩子出生，我就顾不上担心他们，而是一心扑在孩子身上了。当然，前提是我们能走到那一步。

我还不知道他们最终是否会决定终止妊娠。在他们做决定之前，我还要分享一些可能发生的情况。

"坦白地讲，"我说，"假如你足月分娩，你的孩子永远都不会享受你我这样的生活。你的孩子可能，应该说几乎可以肯定，要做很多次手术。他可能一辈子都要靠呼吸机活着。我说的'一辈子'指的是非常短暂的一生。对病情这么严重的患者来说，预期寿命是按月算的，最多也就一两年。"

他们俩点点头。我觉得谈话有了进展，感觉再讲一下相关的统计数据，就可以停下把决定权交给他们了。

"我们理解这些困难，"父亲说，"这个孩子的寿命可能很短，但他短暂的生命对我们而言也很重要。"

"好吧，"我答道，"如果这是你的决定，那我会支持你的选择。"

我很想说，我的预测并不准确，比如孩子实际的病痛可能还没有我预测的一半严重。但我无法这么说。18周后，婴儿出生了，他一出生就急需进行手术。唯一的安慰是我们早就有所预警，已经做好了准备。孩子出生后几分钟就上了呼吸机，而不是需要等好几天。

这孩子最糟糕的问题是有严重的染色体异常，这种异常造成婴儿大脑严重受损，连带一系列数之不尽的麻烦。在每一次出入手术室的间隙，他都要戴上呼吸机。

第一次手术的每一步都很顺利，我们做到了我希望最好的程度，但这远远不够。我们像是在和涨潮的海浪战斗，试图在它不断进犯沙滩时用沙子建一座城堡。

手术结束之后，我和孩子的父母进行了交谈。"听我说，目前情况不容乐观。我们需要考虑一下，你们想坚持到什么程度？"

他们紧握着彼此的手，妈妈回答："我们希望您能继续一直努力下去。如果上帝愿意，一切都会顺利。"

"好吧。"

第二次和第三次手术之后也发生了类似的简短谈话。在准备做第四次手术之前，我跟他们说："我必须实话实说。你们的孩子不会因为这种干预而好转，他还是会死去。我估计可能是几周或者几个月。他没办法活下去。"

爸爸回答说："你百分之百确定吗？你能肯定这个孩子一定活不下去吗？"

显然，我并不能给出这种肯定。有时候即使有99%的把握也不能说是绝对确定。"不能，"我说，"如果他真的活下来了，我会非常惊讶，但我确实给不出铁一般的证据。"

他转向他的妻子。他们相视一笑，吻了对方。然后，他们回头看着我，对我说："既然如此，那就不是你能决定的了。这要交给上帝来决定。所以，拜托了，请尽你所能，继续做你能做的吧。"

我耸了耸肩。不是因为我不在乎，而是我觉得和他们争论没有任何意义。说到底，我服务的是病人而不是家长。如果医生真的想要如何，医生对病人的裁决会演变成一场司法论战，但我并不想这样做。这个可怜的家庭已经承受了足够的苦难，他们需要的是支持，这也是我们作为医生本该做的工作之一。当然了，他们已经从上帝那里获得了支持。我现在最需要做的是确保我们一直将我的小小病人的需求放在首位。

"我不确定你是否理解你儿子病情的严重性。我的建议是，如果你的孩子停止了呼吸，我们不应该再让他使用呼吸机。一旦上了呼吸机，他可能得一辈子靠这机器活着。"

"医生，你非凡的才能和技巧是上帝赐给你的，请继续执行他的意愿来表达你的感激吧。"

孩子出生两个月以来，一直没有离开过医院，没有回过家，没有体验过不需要插管的生活。他的父母是医院的常客，每次只要时间允许，他们中的一个或两个都会过来讨论几个小时，当然随着时间的推移，这种会面越来越短。另一方面，病房的护士却一直都在，他们必须这样。他们关心这个婴儿，照顾他，给他清理卫生，喂他吃东西，就像照顾所有其他病人一样。对这些充满爱心的人来说，长时间照顾同一个孩子是件非常让人痛苦的事情。这种因照护产生的心理羁绊虽然是好的，但如果最后的结果不好，它会反过来变成伤人的利刃。为了避免这种情况出现，护士们往往会轮流照顾各个病人。如果一位患者在医院里住的时间足够长，那他就会变成所有护士宠爱的对象。在这个孩子出生的第70天，我看到护士们开始了早晨的例行工作。我走过去问道："他怎么样？"

"他不太好，"其中一个护士回答，"一会儿我给他做清理的时候，你可以看下监视器。"

我照做了。当湿润的棉球碰到他小小的身体时，我看到他的心率猛地升高。我以为他会做出某个反应，但他实际的反应更剧烈，更接近于痛苦。

"什么东西都会弄疼他，"她说道，"这情况不对。"

我完全同意。我只需要另外两个人也认同这种说法。或者，我只需要说服他们中的一个……

两个成年人在每件事情上都能达成100%的一致意见是非常罕见的。晚餐吃什么、家里吃哪种糖、屏幕使用时间、睡觉时间、禁用的脏话、家务……只要你能想到的，在父母之间都会产生分歧。我敢打赌，面前这个更加严肃的问题会引起更大的分歧。

"我会再和他们谈谈的，"我向护士保证，"你估计孩子妈妈什么时候过来？"

"嗯，她昨天午饭时间在这儿待了二十分钟。我估计她今天也这时候过来。"

我意识到护士是在挖苦孩子的父母，但奇怪的是，我把它当成了"好消息"。这么说吧，父母减少了过来探望的次数，或者可以说是降低了探视的级别，这件事告诉我，他们在潜意识层面已经接受了失败，接受了输掉这场与疾病的斗争，接受了失去他们尚未拥有的儿子。父母在悲痛之中逐渐淡漠是特别正常的事情，这就仿佛是在他们和他们的苦痛之间筑起了一道墙。只要看不到孩子，他们就不会痛苦。

"孩子的妈妈来了你马上通知我，"我对护士说，"我要和她谈谈。"

当我得知她来到病房的时候已经快下午3点了。我跑到婴儿特别护理病房，无意中撞上了她。

"有什么变化吗？"她凄凉地问。

"没有，"我回答，"我想你已经知道了。"

她叹了口气。

"听着，"我说，"我知道你相信有一种更强大的力量安排了这一切。我尊重这一点，真的。但我得说，你不是我的病人。我在道德层面和法律层面的忠诚都是对保温箱里连着呼吸机的婴儿的。可是，这个孩子再接受任何治疗都不会好转。"

"但是……"她吞吞吐吐地说。

我接着说道："我认为我们的选择正在伤害他，让他

283

承受本来不必承受的痛苦。在医学上已经没有任何理由继续治疗你的孩子。他没有好转，他永远也不会好转，戴着呼吸机的每一天对他来说都是伤害和痛苦。我们这些外科医生确实会给婴儿带来疼痛，前提是我们认为治疗会让孩子好转，但现在情况明显不是这样。拜托了，请和你的丈夫好好谈谈。"

最终，这位父亲改变了看法。他终于承认这个孩子没有真正的生存希望，同意停止人为的辅助维生手段。我们的工作重心转移到确保孩子走得舒适、没有痛苦。这个孩子的最后一程走得自然且平和。孩子的父母都很震惊，他们曾经相信上帝会为他们的孩子指明道路，也许一切都只是一场考验，我想这就是原本他们对这件事的理解。

无论这对父母是怎么想的，我必须得诚实。证明他们是错的让我感到满足吗？不，一点儿也不。情感上，我站在这个在巨大的困难之下痛苦挣扎着努力生存的小小病人一边。如果帮不了他，我只想让他走得舒服。最终，我做到了。

和孩子的父母谈过之后，我相信没人会说我们作为医生没有尽力。如果拿枪顶着我的脑袋，我们确实可以让孩子再多活几周，这符合孩子家人的利益，但并不符合孩子的利益。知道最后所做的选择是为了这个孩子，让我感到些许安慰。

孩子的父亲最终也做出了这个决定。痛哭一场之后，他握着我的手，感谢我的努力和为他儿子做所的一切。尽管并不同意他最初的逻辑，那一刻我却很自豪：几个星期以来，我们在精神世界一直存在分歧，但最后还是达成了共识。我们都明白，在场的每个人心里都想着如何才是对他的孩子最好的选择。

也许就像那位产科医生说的，"你让他承认了你是更权威的？"。

"我才没干那种事，"我回答，"我只是很感激他没有指控我谋杀了他的孩子。"

我这么说是因为这种事也是发生过的……

第十七章　你想谋杀我们的孩子！

试图在混乱中建立秩序是人类的天性，所以有些人会摆出一副能够掌控一切的架势。我的部门有个原则，没有所谓的等候名单：如果你需要被医生看到，你立刻就能被医生看到。不是6个月后，也不是6周后，而是今天或明天。我不一定每天都在，但肯定有我团队里的人在。我们的工作不是要让人等很久的那种。

　　神经外科的很多工作都需要做好计划，但有些事情是无法预料的。比如，一个10岁的小男孩被车撞了。警报一响我们马上出动，放下手边的一切，把别的事情都甩在脑后，赶紧去急诊室或者儿科重症监护室。他是当地的小孩，所以很自然地被送到了我们医院的急诊室。急诊大夫发现是脑外伤，马上给我们科打了电话。

　　第一批急救人员掌握的信息最全面。"10岁男性，交通事故，疑似头部重伤。"

　　只是看着这个男孩，你绝对想不到他遭遇了什么，也看不出他正在经历着什么。他的脸上有一些擦伤，头皮有轻微的瘀青，这些表面上的创伤看起来并不比骑自行车摔了一下更严重，我们小时候估计都经历过比这更糟糕的情况。

我用一个小手电筒照了照他的眼睛，进行光线测试。瞳孔有反应，这表明男孩的大脑还在活动。这是一个好兆头，意味着他的意识还在。问题是这种状态还能持续多久？

男孩有明显的呼吸困难，他的身体没有力气呼吸，所以在采取其他措施之前，要先给他接上呼吸机。

CT扫描是一种非常基础的检查，但它足以给出诊断所需的信息。这孩子的片子看起来不妙。不管他脸上和手臂的伤看起来有多微不足道，他的大脑可是被结结实实地冲击到了。从影像结果来看，他就像在拳击场上被揍了大半天。能够想见这种剧烈的头部震动会带来多严重的后果，而且我不是唯一在担心这件事的人。

生孩子是一段痛苦的经历。婴儿是如此无助，如此脆弱，如此依赖成年人的照顾以满足自己所有的需求。初次为人父母是一种考验：你不知道自己在做什么，不知道自己做的是否正确，不知道自己做的是否足够。我们都经历过这种阶段。到了某个时刻，你会发现事情正在渐渐走入正轨，会意识到自己知道自己在做什么了。你爱你的孩子，一切都开始变得顺利，直到发生了一场事故。

试想当你已经度过了长达十年、甜蜜美满的家庭生活，脑海中满载着这个家庭所经历的每一个里程碑，其间分享过的欢笑与泪水，以及你作为父母与孩子共度的美好时光。回看自己的过去时，你会感叹时间都去哪了；展望未来时，你会悉心规划将来的人生中你们可能一起取得的成就。想象一下，你把儿子的三明治放进他的书包，亲吻他的额头送他去上学，就像之前无数个清晨做过的那样。然后，你突然接到电话，医生说他正昏迷在医院，任何人对这种事都无法提前做好心理准备。

我们把孩子从急诊室送去儿科重症监护病房的路上，一名护士传来了我既期待又害怕听到的消息："孩子的父母来了。"

"好的，"我说，"稳住他们。我这边处理好之后马上过去。"

我不会跟护士说"把坏消息告诉他们"这种话，那是我的工作。我当然不喜欢做这件事，但知道应该怎么说。我知道自己可以讲出那些特别糟糕的，甚至可能毁掉别人生活的消息，然后用一天里剩下的时间消化掉这么做带来的痛苦，晚上下班以后不至于带着一颗过分残破的心回到自己的家。这个护士或许也能消化掉告知这种毁灭性消息给自己带来的痛苦，但也有可能会因为在五月份的某个周二下午伤透了两个人的心而永远不能原谅自己。我不想冒这个险。病人是我的，责任自然也是我的。如果要面对痛苦的泪水和刻薄的言语，那个人理应是我。我个子高能顶事儿，肩膀宽能扛事儿，而且肚子大到能撑船，可以承受这些东西。不过，首先我们要竭尽所能救这个孩子的性命。

严重的脑外伤和脚踝扭伤很像，受损的情况要到第二天才会显现。从扫描结果看，病人的脑损伤非常严重。虽然他的瞳孔有反应是个好迹象，可我想知道这是他身体的极限，还是他恢复的开始。要想得出结论，就要对各项指标进行检测，其中包括他的大脑对头骨施加的压力。我们还要做好准备应对随时可能出现的脑积水、出血或者脑肿胀之类的问题。

所有检查程序都要在不造成更多伤害的情况下进入大脑里进行。幸运的是，人脑中有一扇纳尼亚之门[1]——

1. 纳尼亚之门，引自著名小说及同名电影《纳尼亚传奇》，其中有一扇藏在衣柜中的大门，通向奇幻世界纳尼亚。

其中有一些地方我们并没有真正用到。考虑到大脑令人难以置信的复杂性，还有手术中一毫米的误差都有可能夺走一条生命的事实，上边这种说法听起来很神奇。如果你面向病人，从他的右侧瞳孔向上画一条线，与两只耳朵顶部的连线相交，那里就是右侧前额叶，那是大脑中一个非常安静的部分，它虽然在那里，却似乎没什么作用。也许几年后我们会发现那是整个脑结构中非常重要的部分，但就现在所知，它更像是垫料或填料，于是它成了安置颅内压监测仪的完美位置。

男孩躺在我面前，麻药让他沉沉地睡着。这个操作只需要不到十分钟的时间。在我观察他的时候，一位低年资的大夫在他右侧前额叶区域的皮肤上划了一个小口，然后钻了个小孔，大概跟在家里墙上挂画时钻的洞那么大。她把压电线从孔里插进去。这东西就像是高配版的家用燃气灶：按下点火开关，电荷通过电缆传递，伴随气体的释放点火。当大脑在电线周围挤压时，就会产生电流，电流转化为压力，被颅内压力检测仪器以毫米汞柱为单位测量出来。正常的读数通常在5～10毫米汞柱。

压电线接进去几秒后，我看了一眼监视器，它显示16毫米汞柱。这是高压的临界点，但情况还不算失控。*也许*我们会没事的，可也许就像脚踝扭伤一样，真正的肿胀还没到来。

我叹了口气，摘下口罩，洗了手。现在到了棘手的部分，该和孩子的家长谈谈了。

面对压力没有一种绝对正确的处理方法。我经常遇到这样的父母，他们会分开站在病房的两头，各自面向一边。这不是故意的，他们没有刻意拉出分裂的战线，只是作为个体、作为人类按照本能做出的反应。另一些人似乎决意要站在同一阵线，他们离得很近，甚至连影子都重叠在了一起。站在我面前的这对夫妻，就是这种几乎连影子都合二为一的家长。

我对他们的痛苦表示了最诚挚的同情。我无法想象他们此时的感受，甚至连设想都是放肆的，但这并不意味着我可以说虚假的好话哄骗他们。

"我必须说实话，"我说，"孩子的状态不太好。我们初步的测试显示他大脑受到了严重损伤，而且很可能是无法挽回的。虽然很难接受，但你们要做好最坏的打算。"

沉默了一会儿，孩子的爸爸说："最坏打算的意思是……？"

我点了点头。他知道答案，她也知道答案，但我还是得说清楚："我们正在进行各种检测，而且我们已经在尽全力施救。但是，很遗憾，你儿子确实可能会死于这次车祸。"

他们也点了点头，安静地互相依偎在一起。他们哭的时候，都是靠在对方肩膀上的。

虽然看起来预后致命，但这并不意味着我们要放弃。离放弃还远着呢！不出所料，6小时的时间里，患者的颅内情况严重恶化。他的大脑正在迅速膨胀，如果不及时治疗，后果将是灾难性的。我需要一间专门的手术室，*立刻，马上！*

后续的扫描图像证实了颅内压监测仪的读数。男孩的大脑肿了，而且还在继续膨胀。头骨内的压力已经接近极限。房间里的每个人都知道要做什么，但我还是大声宣布："我们需要给这个男孩做颅骨减压手术！"有时候我们会把这个手术简称为"开盖儿"：切除大部分颅骨，打开硬脑膜，让大脑有膨胀的空间。

20世纪80年代的歌曲《复古星期四》的音乐响起，手术开始。

大脑的肿胀会产生巨大的压力，限制血液的流动。在一个健康的身体里，心脏搏动将血液泵入血管，从而将氧气通过血液供给大脑。通常这个过程不会出现阻碍。然而随着大脑的肿胀，严重挤压导致血管能够供给的氧气减少，就会造成缺氧。缺氧会使大脑的损伤加剧，继而引起进一步肿胀。于是就有了这样一个恶性循环：大脑肿胀导致氧气递送减少，后者加剧大脑肿胀，这进而让氧气流量进一步减少，无限循环直至患者死亡……因此，我们需要"开盖儿"来释放大脑肿胀产生的压力。

我们其实可以用类似"掀开发动机"或者"打开引擎盖"或者其他类似的汽车修理相关术语，但"开盖儿"这个表述非常简洁。想要用一个词表达出这种手术的本质，这个词刚好。

仅仅切掉颅骨顶部，压力读数就直接减半了。这个变化如此明显，可想而知孩子的大脑已经被挤压成什么样了。然而才过了不到10分钟，他的大脑又开始胀大了。

我把一根外部的脑室引流管插到他的大脑中间。这个操作是为了吸走脑脊液，给脑组织腾出空间来尽可能抵抗持续的肿胀。我知道自己做的每件事都有帮助，因为患者大脑的压力读数的确立刻降低了。但每次降低都只维持了很短一段时间。我把汹涌膨胀的大脑上方的皮肤盖了回去，在手术室里观察了一会儿，这一系列操作都没能阻止压力持续攀升。

仅有的几招都用完之后，我发现自己再也无计可施，只能盯着这副年轻但遍体鳞伤的大脑。它想要什么？它在为什么而奋力挣扎？看着它仿佛盯着炉子上烧开的水壶，有种催眠般的力量。本该是1.5公斤的固体大脑里装的东西，如今却成了可延展的气球一样的糊状物。即使我能把它恢复到正常大小，恐怕也剩不下什么东西了。

新的一次扫描证实了我的担忧。男孩的大脑正在解体。从各个角度看，它都在融化，在自我毁灭。颅内压力得到控制以后，"顶盖"被装了回去，男孩被送回到儿科重症监护室。他的家人出去打了几个电话，我把孩子留给重症监护小组照顾。还不到半个小时，我就被叫了回来。

监护室的护士们是一群很棒的人，既专业又善解人意。他们每天的所见所闻都能给一个"正常人"留下多年的精神创伤。即使如此，看着两位二十多岁的年轻护士处理着男孩伤口流出来的东西时，我还是不禁赞叹他们的接受度。他们一个用手捂住我刚刚才在孩子的脑袋上缝合的创口，另一个递过去棉签，并且处理掉脏棉签。

"这是我以为的那个东西吗？"其中一个人一边用手指堵住流出来的东西，一边问我。

我苦笑了一下，"是的，恐怕是的，这就是他的大脑"。

记得很多年前，我还在格拉斯哥的时候，看到过几位护士在做类似的事情。那时候我还是个菜鸟，初来乍到医学领域，非常敏感，也很容易对所见所闻感到震惊。当时我就格外着迷地看着那位成熟的苏格兰女士，充满爱意地用海绵擦拭患者头上的分泌物。当她发现我在看着的时候，举起湿乎乎的纸巾对我说，"你看，这就是他学生时代的记忆，离他而去了"。

这很黑色幽默，非常可怕的黑色幽默，但这时候还能做什么呢？当年那位护士正在擦拭患者脑袋上的东西，就像20年后我面前的年轻女士正在做的事情一样。你可以想象一下晨间洗漱的时候看着牙膏一点点被挤出来的场景，这就是我正在目睹的。脑浆的糊状物无情地从缝合处的缝隙中渗出来，看起来像是血淋淋的大米布丁。显然，大脑在死亡的过程中吸收了水分，从而变得柔软，成了糊状。我真的很同情那些护士，没人应该面对这种东西。

这些可怕的场景肯定不能被孩子的父母看到。于是，我们在男孩的头上缠了绷带。

孩子的爸妈很快给亲戚们打完电话回来了，这种事情得多难开口啊。我交代了男孩的情况，告诉他们，我们决定等一等，看情况会怎么发展。男孩入院以来的36个小时，这对父母都还没离开过医院。我尽量让他们随时了解最新情况，在各种手术前后都给他们做了简要的说明。如果时间允许、情况必要，有时候聊得更细一些，当然细节也是有所保留的，比如他们不需要知道的血腥的部分。不过，我不会说与事实相悖的话，尤其是最根本的事实："你们的儿子活下来的可能性不大了。"

随着时间的流逝，他们对他的命运越来越听天由命，至少我的感觉是这样的。

要进行"最终谈话"的时刻还是到了。我从手术室出来，心情低落，找到那对父母的时候他们正在候诊室喝着刚煮好的咖啡。我带上了儿科重症监护室的顾问医同事，我们一直作为一个团队来试着救治这孩子。我大概知道要说些什么，也大概知道孩子的父母会有什么反应。于是我开口复述了一遍我们为保住孩子的性命所做的努力。这些他们已经知道了。最后，我说："虽然我们尽了最大努力，但已经没有什么别的办法了。我的建议是让你儿子平静地离去。"

每个人都有自己的方式来接受这种消息。一般来说，我要足够了解一个人才能预测他会有什么反应。当时我相信这对夫妻会理解并接受他们的命运，并且永远不会忘记这个心碎的瞬间。但实际上，他们完全不是这种反应。

"你为什么要停下？"爸爸问，"他还活着，是不是？他的心脏还在跳！"

"是的，心脏还在跳，但他的大脑不工作了。"

"但他心脏还在跳！说明他还有呼吸，他还活着！"

这段对话转了个圈，回到了原点，于是我指着儿科重症监护室，"你看到你儿子头上的绷带了吧？绑着绷带是因为他的大脑损伤非常严重，已经肿胀到从皮肤上的切口往外渗了。他的状况非常*非常糟糕*"。

这场"围炉对谈"还在继续，我仿佛是在抢着一把长柄大锤，试图敲开一小颗坚果。这对父母的反应让我十分为难，谈话并没有起到预期的效果。

"你们是我们的医生，"爸爸说，"别放弃我儿子，求求你们继续吧。"

孩子实质上已经脑死亡了，虽然从数据上确认情况的脑干测试结果还没出来，但我已经很确定结果了。我再次试着向他们说明现在情况的严重性。

"你儿子来的时候，如果我们什么都不做，他就已经死了；他来了之后，如果我们不采取行动，他也已经死了。他的大脑就算没死也是正在脑死亡了。他现在正靠一台呼吸机维持着呼吸。除了尽量减轻他的痛苦，我们已经做不了什么了。

"只要他还活着，你就得帮他。"爸爸回答，"我们要求你这样做，这是法律！"

好吧，我想，是啊，这的确是。但法律对这类病例也有规定。

对这个男孩，我们已经无计可施。剩下的不过是更换绷带，清理伤口，提供止痛剂和麻醉剂，并确保呼吸机一直插电运转。其他一切都不会改变。他不会进化出新的大脑，就像人不可能返老还童。

我把这件事放了一晚，第二天再去找那家人。这次我态度更坚决，我知道他们的尺度了："我的医学建议是，把他的呼吸机断开。他无法自主呼吸，但我们可以保证他不受任何痛苦。我们可以在旁边的房间守着，让你们能够陪他最后一程。"

语言是无力的。这对夫妻辛辛苦苦生下了一个孩子，而他的生命支持系统即将被关闭，这样的结局尤其让孩子的父亲感到绝望。

"我不相信!"他喊道,"你想谋杀我们的孩子!"

他向我挺直了身子,把他的胸口抵在我的胸口上,我们都盯着对方的眼睛。好在我比他高大概6英寸,有着身高压制。物理威胁对我不奏效,我很强壮,能消化这种事。当然,如果面对他的是我的同事,尤其是那些体型娇小的护士,情况可能完全不同。在这种状况下,必须让父母的情绪得到发泄。我理解听到这样一个让人难以接受的事实是非常痛苦的事,即便如此,我还是必须说清,"我没有想要谋杀任何人。无论从哪种角度来说,你的儿子都已经死了。"

这个孩子在被那辆汽车撞到的时候几乎就已经死了。他现在在我们的病床上奄奄一息不是因为我们的治疗,而是即使如此也救不了他的性命。我们已经倾尽所能给这个可怜的孩子延长生命。

我决定过几个小时再和他的父母讨论这个问题。可是,我并没等到下次机会。

回到办公室以后,我开始准备处理另一个病例,这时候电话铃响了,是儿科重症监护室的接待处。"杰伊,你能下来一下吗?这儿有两个人要见你。"

"好的,"我说,"是谁啊?"

"我没听清他们的名字，但其中一个是警察。"

那些沉默寡言的人才是最需要小心的。孩子的父亲大概45岁，看起来是中产阶级，符合很多人想象中普通人的模样，是个保养很好、穿着得体、彬彬有礼的人。他一点也不自负、不势利，也没有侵略性。他可能一辈子都没有挑衅过哪怕一只鹅。但这一次，他掀起了波澜。我以前见过这种场面，他就像是照顾熊宝宝的熊爸爸。

我没遇见过的情况是，警察竟然在调查我。

我讲述了过去48小时发生的事情。鉴于这孩子是一次交通事故的受害者，所以警方已经有了他的详细资料。我解释完以后，那个负责人说："好的，所以，你的意思是，这个男孩伤势严重到完全无法存活，于是你建议停止治疗？"

"这是标准程序，"我回答，"对，是我建议的。"

"好吧，那你没事了。这不是犯罪，完全算不上。"

警察们表示了最大的歉意。我明白，也理解，他们接到了一位紧张、焦虑、恐惧的父亲的报警，指控我的行为令人发指，他们有责任进行调查。现在他们也有责任在某种程度上去修复对我造成的伤害。

"你们能帮我个忙，告诉那位父亲，我真的别无选择，只能停止治疗吗？"

"好的，我们可以。"警官说着，给了我一个坚韧的微笑。这种笑容我只在警察、消防员、救护车急救员、护士和医生身上见过，这是那些见过垂死之人的人才会有的微笑，他们目睹过人们在极端环境下对彼此的所作所为，也不得不亲历这样的环境。"但可能还是你自己说会更好。"

说完他们就走了。胆小鬼，我嫉妒地想。

孩子父亲对这个结果的反应和想象中一样。也就是说，他像是脑袋埋在沙子里的鸵鸟。"我不在乎警察说什么，"他说，"我不许你结束我儿子的生命。"

眼看再怎么劝都没用，就只有最后一招了。

当我在手术室里听到传声头乐队或是其他乐队的歌时，会想象自己孤身一人，和这个世界分割开来。那个瞬间，我就站在我应该在的地方，享受最快乐的时光。

但外边有一整个世界，而我只是一个巨大组织中的一分子。很多时候这个组织只不过是过多文书工作和不必要会议的平台，但在需要让病人成为法院监护对象的情况下，它也会变得有用。

我跟老板打了个招呼，又和儿科重症监护室的大夫谈了谈。严格来说，这孩子是他们的病人，不过我们两个部门之间的具体证词需要一起提交给法庭，所以我们一起填了相关的表格。

大多数人都经历过"法律的延误"。如果这是一个让孩子不被疏于照顾的动议，走完司法程序大概需要一两周的时间。对于这个特殊的病例，这么久是不行的。

我没有出庭，但很快就得到消息说我们成功了。一位法官把申请挤进了他的日程并做出了裁决。我们——医院和医生——现在是这个可怜的小男孩的法定监护人。

"赢得"这场特殊的战斗并没有让我感到高兴。总体来说，这意味着我们有权停止治疗一个十岁的男孩。这算哪门子的胜利？

孩子的父亲倒是出庭了，他怒斥法官，想尽一切办法想让动议被否决。法官评论说，他显然爱他的儿子，但在这种情况下，父母通过本能做出的决定不一定是正确的。

那天晚些时候我才知道，那对父母是非常虔诚的基督徒。儿科重症监护病房的一位护士在电话里告诉我，他们正在寻求精神指导。那天晚些时候，一位牧师来和他们谈话了。

我对结果寄予厚望，但厚望显然放错了地方。孩子的父亲把牧师扔出门外，冲他吼道，"你们都是一伙的！"。

好吧，我想，我努力过了。但现在是时候了……

即使法律完全站在你这边，做这件事也并不容易。我不是在和一个疯子、一个精神病人，或是一个想要故意伤害别人的人打交道。站在我面前的，只是一个因为想要拯救自己的家庭而崩溃的父亲。不管发生什么，今天这里都没有赢家。他不是赢家，他的儿子更不是。

我们总是会邀请病人的挚爱亲人陪伴病人走完人生的最后一程。他们可能会想牵着孩子的手，想要祈祷，或者只是想待在房间里，哪怕只是看着房间的另一边。只要每个人都能得到他们想要的结局，我从不在形式上给予评判。

四天过去了，孩子的爸爸看上去和当时威胁我的男人判若两人。他佝偻着身子，头发凌乱，整个人都崩溃了。我能从他的眼睛里看出，他觉得自己让家人失望了。

我们不会一看到法律裁决就冲进去拔管子，而是把这件事往后放了几天，这是一个对接下来事情的发展心照不宣的决定。作为一个即将失去儿子的父亲，这个可怜的男人正处在最糟糕的状态。经常遇到这种情况并不会让身处这种场合变得容易，我总是尽量避免被工作伤害，可是类似的事情却在不断刺破这些尝试与努力，那种感觉就像凌迟，一刀刀累积终将致命。我在每一次与那对父母的对话中掏心掏肺，仿佛赤裸以对。在写这一章时，我还是会因为想到这个男人而落泪，承认这一点并不让我觉得惭愧。我常常想，也许自己并不是最适合做这一行的人。但话说回来，我还能做什么呢？

我们默默地走向病房，每个人都很平静。随后，我们断开了这个男孩的呼吸机。仪器显示的氧气含量急速下降，他没有任何挣扎。不久之后，男孩的心脏跳完了最后一下，然后永远地停止了。他离开了，一切都结束了。

医护团队和孩子的家人都尽了全力，我们都是在为这个十岁的小男孩争取最大的利益，即便所想所做有所分歧，也只是方法不同而已。

第十八章　这是你的选择

对于二十世纪七八十年代出生的人来说，一提到顾问医查房，就会想起《医生当家》这部老电影和那一系列续作里的詹姆斯·罗伯逊·贾斯特。在电影里，他饰演的兰斯洛特·斯普拉特医生会大步流星地冲进病房大门，对跟在后面那一群瞪大眼睛的年轻医生咆哮着发号施令；与此同时，护士长和护士们会痴迷于他说的每一个字，病人们也会表现得如同摩西见到了上帝。啊，那真是一段光辉岁月！

现如今还是有人会对权威人士无比崇敬，起码是对那些挂着牌牌的人，但白大褂、领带和袖扣却都失去了地位。我父母那代人或许是最后一批会无条件尊重医生、教师、警察以及位于食物链顶端的皇室贵胄的人。而现在的孩子宁可相信谷歌，也不愿意相信那些有资质认证和一生经验的成年人。他们信仰的是维基百科，这就很离谱！在这个时代，政客也能摇身一变成为"专家"和"权威"，而且看起来还挺像模像样……

网络的确提供了一些改变现状的速成办法，但和所有东西一样过犹不及。很多现代创新事物都是一样的，它们有可能造成消极的影响。

信任一位医生需要一种额外的虔诚。你得从骨子里信任这个人，相信给你提出建议的医生不仅明白他所谈论的事情，更会把你的利益放在心上。在医学领域，最新进展的相关文献会不断发表，如果想成为专家就得不断学习；和同行进行探讨以及跟踪最新的学科进展，这本身就可以顶得上一份全职工作，而如果检索时漏掉什么奇怪的特效新药或者新技术，也似乎合情合理。在学习时我会竭尽所能，如果有哪位同事或患者能证明什么我不了解的新东西，我也会记录下来。阅读文献，挖掘资料，发挥专长，进行分析，知道尚有自己不知道的专业知识并不会刺伤我的自尊。我并非没有身为医生的骄傲，只是它永远不会成为我拒绝进步的理由。

至于把病人的最大利益铭刻于心这一点，要是有人指责我不优先考虑他们的孩子，会让我很郁闷。开始专科工作前，我在格拉斯哥认识了我妻子。她见证了我作为一名临床医生的成长和进步，但我不敢说她了解那些与之相伴的艰辛。据她所言，二十年后的我已经和工作融为一体、难以分割。在她看来，儿童神经外科医生相比于其他职业更能定义和塑造人格。大多数人换个工作也能保持不变，但显然，在医生这一行是行不通的。用她的话说，我已经完全变成了"工作"本身。所有的一切，包括她、孩子们、我的兴趣爱好和健康状况，全部都在适配着这份工作。

这些描述没有任何恶意，事实上她一直为我能有这么多"孩子"而感到骄傲。但她也会担心这对我造成的负担，频繁的问诊有时会过度消耗我的心力。虽然上述这些可能会让我无法自诩为一个好父亲或者好丈夫，但真实情况的确如此。

不过我得说，正因为我也是一个父亲，才会如此沉溺于现在的工作。每当遇到一个新的病例，我的脑中都会闪过同样的想法：*如果是我自己的孩子需要治疗呢？*我一定会希望遇到一个愿意在必要时牺牲一切的医生，即使那意味着偶尔让他所爱的家人失望。因此，这就是我努力想要成为的样子。

无论我们做了多少自我牺牲，对一个家长而言，要对我做的所有事情给予信任还是需要抱有超常的信念。我还记得我女儿做扁桃体切除手术时我站在手术室门口的心情。我认识那个外科医生，她是位了不起的女士，在她的领域里出类拔萃，这种常规小手术对她来说轻而易举。即便如此，作为家长，把孩子交给一个即将拿起手术刀开始操作的人，对我来说仍是一个巨大的考验。

当然，我作为病人父亲的经验有限，也没什么实际的办法来评估自己是不是能做得比别的父母更好。一个人对能接好断腿的医生表达喜悦之情是一回事，但明知道我准备把手伸到他们孩子的脑子里，却还允许我继续工作，就完全是另一回事了。

神外医生与其他外科医生不同。别的外科医生会说"这是一个常规手术，我们做了上万例都没出过问题"，而我却要敲开孩子的天灵盖，并且坦承"这是一个高风险手术，病人有可能无法康复甚至死亡，手术结果对人格、语言、学习等等所有让我们可以称之为人的东西都可能造成影响"。

在孩子命悬一线的那一刻，家长对我们的信仰甚至超越对神明的虔诚。他们是那样迫切地希望我们可以成功，甘愿把自己的命运托付给眼前这个才认识没多久的人，让这个人全权负责一切。

但也有可能，事情会像下面的故事这样发展……

一个小男孩因为脑瘤入院。当天值班的同事完全有能力做出诊断并安排手术，不过磁共振结果出来以后，她还是邀了我一起去和这家人讨论方案。手术室里多双眼睛总是好的，而且她做这个科室的顾问医时间不长，因此倾向于两人组队来处理复杂的病例。

我对这家人一如既往地坦诚："你儿子的脑后部长了一个体积不小的肿瘤。进一步的专业扫描会显示肿瘤的具体范围，另外还需要检查一下他的脊柱。我们现在必须马上开始肿瘤治疗。"

"你能把它切掉吗？"妈妈问。

"我们会切掉能切到的地方，但可能会有部分肿瘤和一些重要的脑区关系紧密，贸然切除恐怕会造成额外损伤。"

"你能治好他吗？"

"从磁共振检查的结果来看，仅仅通过手术治愈的希望不大。我们计划尽可能在安全范围内切除肿瘤，看看具体情况，再做下一步计划。我不能做出任何保证。这是一台非常危险的手术，我们是要和身体最敏感的地方打交道。虽然这种可能性比较小，但你的儿子有可能无法从手术中康复，甚至死亡。"

我不愿这样讨论一个11岁的孩子，也不愿这样和他慈爱的家长谈话，但是这就是事实。粉饰事实或是善意的谎言并不能帮助家长或者这个孩子对即将到来的一切做出准备。

手术和预期的一样顺利。乐声震耳，筹码全下，房间里有些紧张但气氛还好。适度的紧张不会制造恐慌，反而能激励我们更努力地工作。这个团队已经在上百个不同的大脑中做过上百次这样的手术。我们需要保持警惕，不过目前还没看到什么明显的问题。

两小时后，我们成功切除了90%左右的肿瘤。那些邪恶而自私的东西现在就保存在我身旁的罐子里。人体自身能产生这样的东西伤害自己也是生命的奥秘之一。我们送到病理科的标本会在显微镜下被仔细观察。反馈的结果几乎可以确诊是某种恶性肿瘤，不过具体是哪种还要再等几天才能确认。缝合伤口时我已经开始在脑海中构思，该怎么把这个噩耗告诉孩子的妈妈。

目前没有出现什么意料之外的问题，甚至连小问题都没有发生。我们进入孩子的大脑，完成了计划中的一切。如果即时高分辨率术后影像显示肿瘤切除干净的话，通过放化疗，这个男孩或许还有一线生机。然而，事与愿违。

三天后，我们收到了病理结果和术后包含脊柱图像的扫描结果，情况不妙。肿瘤生长非常活跃。继发的恶性肿瘤（也就是我们常说的"转移瘤"）已经扩散到了整个脊柱。目之所见，到处都是新的转移灶。

接下来要和孩子的妈妈谈话了。这是一件我做过上百次的事，但就像每个病人的大脑各自不同，每一次谈话都是独一无二的。我知道自己该说什么，但直到和一个家庭面对面开始谈话之前，我都不确定要如何开口。遣词用句得随机应变，我无法接受自己的措辞给病人的父母增加不必要的痛苦。一个小男孩刚刚顺利挺过一场大手术，此时孩子的父母翘首以盼的是一个好消息。

妈妈第一个开了口："你们成功了吗？切掉了吗？"

"是的，"我回答她，"不过……"

"那他就没事了吧？"

"对不起，虽然我们成功地完成了肿瘤切除的手术，但恐怕这只是问题的开始。肿瘤已经遍布脊柱。我们发现了多处转移。"

"什么意思？"

"这意味着你的孩子接下来需要进行密集的放疗和化疗。即便如此，可能也为时已晚。"

我停了下来。

"那有没有什么……"她说，"你们不能把这些转移的也切掉吗？"

我当然希望能回答"可以"。作为一名儿童神经外科医生，为拯救和改变生命而进行手术是我们一生中注定要做的事。这是我们真正发挥自我价值的地方。拯救一个孩子的生命，是一个人能献给世界的最好的礼物。

给大脑做手术的确是一件堪称伟大的事情。如你所想，在脑细胞之间剔剜抉择需要经年累月的训练；如你所闻，在头盖骨下动刀需要极其娴熟的技巧；如你所见，拿起手术刀是一种需要为之奉献终生的事业。然而，在一些特殊的时候，走上手术台只是一条最轻松的道路。成为一名优秀的儿童神经外科医生，真正的考验在于，当意识到手术已经不是最优选择的时候，不论结果多么令人不悦，都要有意愿和能力去传达这个信息。这样才算是真正把整个家庭作为自己的患者，而不是仅仅将病床上躺着的那个不幸的人当作病人。

直白点说，在大多数情况下，对于在公立医院全职工作的外科医生而言，再做一次手术是最简单的。为什么不呢？你拿的薪水就是做这份工作的，做了也不会有任何代价。搞定了一个肿瘤之后，转移灶要如何处理？说出"再做一次吧"是容易的，医生能有什么损失呢？作为那个和极小概率抗争的人，你是英雄，是那个因为想要拯救一个孩子，坚持做了八次手术的英雄。谁不想当英雄呢？但这真的帮助了病人吗？或者说，这样做到底帮助了谁？

我能理解，坚持为几乎注定失败的事情无私奉献，会让人觉得非常值得自豪。但事实上，如果后六次的手术都毫无意义，这些手术又是为谁而做呢？是为了从中获得荣誉而进行表演吗？但愿不是。是为了让家长知道医院和医生已经尽其所能而得到宽慰吗？同样，可能也不应该是这样。或者说，是因为没有足够的勇气和决心告诉这家人终点将至吗？如果你面对的是一个可能只剩六个月生命的孩子，你是否会浪费其中一半的时间，让他承受痛苦去做那些属实无用的手术？你是不是将自己对于传达真相的恐惧凌驾于那充满苦痛的无辜病人的幸福之上呢？如果是，你就是在伤害所有人。

这是个雷区。结局不该如此，但可能确实取决于一位外科医生的职业阅历。我也犯过那些自负的错误。那些错误虽然只犯了一次，却产生了永远不可逆转的后果。现在不是应该自负的时候。

"我们会安排化疗和放疗，缩小头部剩下的那部分肿瘤和脊柱上的肿瘤。等手术结束他恢复体力后，就马上开始。"我解释道，"我们遏制转移灶并且搞定它们的概率很小，目前手术切除转移灶并不可行。"这是大实话。

"你说的概率很小是多小？"

"在最大限度的治疗之下，你的儿子能存活5年的概率大概是10%。"

数字往往比语言描述更为刺耳，这位母亲崩溃了。在第一次谈话的时候，我已经让她做好了心理准备，明白她的孩子即将接受一场非常大的侵入性脑部手术。虽然我不希望出现任何意外，但是患者可能真的会死在手术台上。那时我的任务是让她意识到这场手术的风险。然而，我却没能让她对眼前的情况做好心理准备，就像她接下来说的话让我毫无准备一样。

除去关于死亡的那部分，我对于进行这样的谈话很有兴趣。作为医生，尤其是作为一名儿童神外医生，面对那些不适合做手术的病人，才是我们真正发挥自我价值的时刻。当然我们也可以手术，但这类谈话主要的意义在于让人明白，手术并不总是最佳选择。

想象一下你作为家长，有两个选择摆在面前：一个是看着你的孩子痛苦地接受一系列物理或化学上的治疗，这些治疗可能会延长他的生命，也可能不会；另一个是带他回家，一家人在一起享受仅剩的美好时光。我们可以根据以前的结果，告诉他们治疗成功的概率，但我们不能做出任何具体的承诺。

直言不讳地说，化疗和放疗都是很糟糕的疗法，会使身体承受巨大的痛苦。这类治疗对成年人来说都是难以忍受的负担，更别提11岁的孩子了。一个人做完这些治疗之后往往会比做之前感觉更糟。这么做的目的是用短暂的痛苦换取长期的收益，这在很多病例中是可行的，但如果是那些未来的人生已经没有所谓"长期"这个概念的病人呢？

我永远不会为了发展科学而推行科学，也不会为了"工作"而强行推荐某种治疗方法。我可以提供选择，如果病人接受，我会保证最高质量地施行。但我也只有在大概率可以使病人获得长期或者高质量生活的时候才会坚持己见。不需要两者兼得，但至少要以其中一个为目标。

在这个病例中做什么才是最好的呢？摆在我们面前的是高度恶性的肿瘤，而它永远不会放过到手的目标。没错，在治疗的间隙，这个小男孩或许还能散散步说说话，但他的精神会逐渐消耗殆尽，身体也会疲惫不堪，还要承受血细胞计数改变和多重感染等副作用的折磨，到那时医院住院部会成为他的第二个家。

如果是我自己的孩子，我会怎么做呢？没有真正身处那样的位置，我也无法做出决断，只能说治疗带来的那些潜在的益处非常值得怀疑。我会希望自己的小孩付出这样的代价吗？我经常和一位肿瘤科的同事讨论这些复杂的话题，他是治疗癌症的大夫，是不得不用那些毒性药物治疗患者的人之一，是手术结束后继续下一步的关键人物。

我们一般会这样告诉家长："我们已经说清了现状，也指出了其中的利弊。你们的孩子可能会在某天死于这个肿瘤。所以问题最终归结为：在剩下的时间里，你们希望他/她过怎样的生活？这是你们的决定，无论怎么选择我们都会支持。"

在泪水、怨恨和偶尔爆发的愤怒之后，大多数家长都会承认失败、接受现实。一些人会选择接受治疗，而另一些会放弃。然后我会像承诺的那样，不做评论，无条件地支持，但也会出现接下来发生的这类情况。

前一天晚上我才和孩子的家长谈过话，这番谈话就发生在第二天早晨。

"非常感谢你们所做的一切。"他妈妈说。

"你决定要怎么做了吗？"我问。

从她和护士的对话来看，她似乎选择了放弃治疗，保证孩子的生活质量，但我想听到她亲口说出来，以确保她明白这样选择的结果。

"是的，我已经决定了。"

"你要带他回家吗？"

"不。我要带他去德国。"

只要翻翻报纸和杂志上的广告，或者在网页搜索框中敲下随便什么疾病的名字，你都能找到那种提供所谓的奇迹偏方的人：

掉头发？别买那些昂贵的洗发水了。打钱过来，马上给你保持头发浓密的秘方。

所爱之人得了阿尔茨海默病？我们的书里有完全康复的秘诀。

床上不行？转我50块……

似乎治不好的毛病压根儿就不存在。我们都见过这样的广告，但总是直接忽视或一笑置之。是怎样的绝望才能让一个人没有直接翻到报纸的另一版，没有忽视那些社交媒体上的广告推送，甚至在看着那些可笑的东西时对自己说："我已经什么都试过了，万一他们说的是真的呢？"

现在的状况很难不令人深思。我给这位妈妈和他的儿子争取了六个月的时间，可以一家人待在一起，在他们自己的小家里创造最后的快乐回忆；如果他们不畏艰辛、泪水和疾病的折磨，这段时间甚至有可能延长到几年；甚至，也许（虽然大概率不会）这个男孩能克服困难，挨过所有治疗带来的副作用。但现在看来，我的那些话没给他们带来太多希望，而希望正是这些家长最需要的东西。这个时候，她遇到了一个人，装了整桶的希望给她。

他在德国。他看起来久负盛誉。他的网站上列满了过往病人的背书。他看起来合理合法。*除了他是承诺可以用水晶治愈癌症这点，水晶！* 称之为伪科学都算是宽宏大量。一些从业者认为他们可以用亚宝石，比如蛋白石、紫水晶和石英石，在病人周围生成一个治疗能量场。另一些人则是把它们摆在身体的查克拉点位上，然后等待魔法发挥奇效。

一派胡言！胡说八道！扯淡至极！

如果是使用替代性药物，我是能理解的。包括针灸在内的东方医学有着悠久的历史，可以追溯到几千年以前，能识别人体的重要穴位，这是有待深入探索的替代医学领域。一些其他类型的治疗中，积极的心理干预也对一些疾病有益。但是，用针或者用坚硬的指节压迫穴位来缓解关节疼痛是一回事，在皮肤上放一块闪亮的石头能治好癌症？拉倒吧！

当然，我跟这个妈妈不是这么说的。"你怎么找到他的？"我问道。

"谷歌。"

"你确定他的办法能有用？"

"老实说，"她回答我，"不，我不确定，但你有办法吗？"

她抓住了我的痛点，正中软肋。她知道我没有，并且我也不会对任何她想要的结果做出承诺，我只能基于科学和医学知识给出一个她并不满意的概率。我看着她的眼睛，知道如果我说出她想听的那些话，她会毫不犹豫地立刻放弃德国。我的罪过在于没有努力去"推销产品"。但我是医生，神经外科医生，一个父亲。我并不是售货员，也绝对不是卖骗人的万灵药的人。但很明显，有人正向这个崩溃的女人贩卖她迫切想要的东西。当然更重要的一点是，*她不得不买下来*。

或许是我对于水晶疗法过于刻薄了。也许真的有用呢？也许它距离被推广到整个公立医疗系统只是个时间问题？也许，也许，也许！你知道吗？如果它是免费的我也许会有完全不同的看法！

"介意我问一下你怎么支付这项治疗的费用吗？"我问道。

她毫不犹豫："我准备把房子卖了。"

噢，这比我想的还要糟糕！"但是你要住在哪儿呢？你还有其他三个孩子。你们怎么办？"

她笑了笑："这与钱无关。"

噢，不，我想说，那你可大错特错了，这就是为了钱！

我本可以插手。作为专家，我可以用言语反击。我是兰斯洛特·斯普拉特医生[1]，我的话就是法律。只不过，要做这样的事情，我必须真的打心眼儿里相信我能提供的才是唯一可行的解决方案。

最近有一些备受瞩目的病例，其探讨内容已经超出了患者父母和那些知名医疗专家的讨论范畴，最终发展到了高级法庭和更高级别的法庭上，成了家长和医院之间的对决。学习这些病例帮助我了解这些情况对我的专业领域产生的影响。尽管我可以也很想戳破这个患儿母亲的海外救赎梦，但这不是我该做的事，至少当时我认

1.《医生》系列电影中的主人公，是一个易怒的首席外科医生。

为自己不该强行介入。

　　这件事至今仍困扰着我。我不想做那个坏人，不想完全摧毁这个女人的幻想，我能做的就只有一遍又一遍地强调，无论外面有什么承诺，她的儿子都不会因为这些水晶活下来。我能给她的选择就是要么接受我们提供的治疗，要么顺其自然，可两种选择看起来都会导向同样的结局。那个时刻到来之时，她将不得不埋葬她亲爱的儿子，她生命中的一束光芒，然后和剩下的孩子们一起过完漫长的生活。那些时光可能会更加悲伤，但也会充满幸福的希望。或者，她可以选择把她所有的财产都送给某个骗子，然后还是看着她的儿子死去，带着三个不知道为什么自己会无家可归的孩子，从此过着贫困潦倒和自我谴责的一生。

　　无论我说什么都是徒劳的。她明白这个选择会影响自己的后半生和其他孩子的生活。可对她来说，一切都值得。

　　我想说，"你的儿子注定会死，没什么能救他了，但你还可以救他的兄弟姐妹，这肯定也是他所希望的"。

　　不管我怎么解释，听起来都像是在背后再狠狠地捅这位母亲一刀。我无法控制自己。时间拖得越长，我的言语就越是直白。这不是因为我想赢，这里没有赢家。

那些唐突直接的话语只是因为我在乎我的病人，也在乎他的家人。

在我的患者获准旅行的第二天，他们结束了在约翰·拉德克利夫医院的时光，那是男孩手术后的第10天。我用了10天的时间来测试和探索这位妈妈的毅力。值得称赞的是，她从无半点动摇。她不曾对我们咄咄相逼，也不曾粗鲁无礼，而且从没推卸过责任。要说有什么特别的，就是她对我们所做或者试图去做的一切都超乎寻常的感激。但我们只是车轮上的一颗轮齿。而她已经准备好了迎接下一个转弯。

大约6个月后，我收到了一封她的来信，她在信中再次对我所做的一切表达了感谢。她向我讲述了他们的德国之行，旅途本来充满希望，但最终还是没有成功。3周前，她的儿子在家中平静地离开了。

如果让我尽量乐观地去想这整个过程，唯一值得一提的就是他们全家人一起飞到了遥远的德国，度过了最后这段美好的时光。这像是一场冒险，所有人一起的最后一次公路旅行。它将是留给所有人的纪念，直至永远。

除此之外，还能有什么积极的影响吗？我早知道那些治疗不会有效。我早知道我们，准确来说是他们，到了最后仍然会有一个病入膏肓的11岁孩子。但真正让我烦闷和恼怒的是，他们一家人从德国回来以后要住在哪里？他们已经卖掉了房子。那个拿着水晶的江湖骗子夺走了他们的一切，不仅仅是希望和常识，也包括为他们遮风避雨的屋檐。他贩卖了一个无法实现的梦想，为此设定了一个会影响更多人一生的价格。如果你是一个独生子女的单亲家长，我也许能理解你愿意为此赌上一切。但如果你还有其他的孩子、其他的责任、其他任何需要你依赖你的人……

直至今天，我都在问自己：我应该插手吗？我是否应该坚持让那段德国之旅不要发生？我是不是应该坚持要求让那个男孩接受公立医院里教科书式的治疗？

我的朋友们安慰我不要为此自责，因为这不是我的错。他们说，那位妈妈已经做了决定，而我并没有能力阻止她。但事实并非如此，是我自己选择了不去干涉。如果那时我愿意，就能够做出一堆事影响事情的结果。我是一个神经外科医生，我是詹姆斯·罗伯逊·贾斯特[1]的信徒，我有上帝情结。更重要的是，我的确有这样的

1. 英国系列电影《医生》中兰斯洛特·斯普拉特医生的扮演者。

325

能力。也许我可以申请禁令把她的儿子交由法庭监护，也许还有其他可行的方法。

　　但我并不重要，我从来都不重要。重要的是病人。是胜是负，亦或平局，都只在统计学上有它的价值。有的时候，根本没有赢家。

第十九章　不是你，是我

什么是成功？如何回答取决于每个人看待问题的角度。我和我的绝大多数病人之间的关系都很像是闪恋，简短明快：他们进入我的世界，我分析情况、实施手术、修复伤口，然后把他们送回自己的世界。就这样，他们走进我的生活又离开，来去得太快就像龙卷风。有可能以后我还会在门诊见到他们，也可能不会。他们的名字，对他们的记忆，关于他们的一切，终将在我脑海中慢慢淡去。

当然，也有一些特殊的、不一样的情况，比如那些持续治疗了好一段时间、让我印象深刻的人，他们会一直"陪伴"着我。这指的不是那些我在治疗他们过程中犯了错误或出了问题的病人，要知道，有些疾病本身就是治不好的。虽然我们可以减少某些症状的影响，但最终还是会像克努特大帝[1]那样，坐在海边的王座上喝令潮

---

1. 克努特大帝，中世纪英国国王、丹麦国王、挪威国王。传说他曾坐在海边下令让潮水退去，但最终潮水打湿了他的鞋子。他以此警告大臣们王权是空洞和一文不值的，无法与自然规律相抗衡。

水退去，然后不得不面对自己的无能为力。虽然心理上的感觉是我们失败了，但实际上并非如此。

我花了很多年才明白，"成功"并不一定意味着"治愈"患者或者确保患者永远活着。有时候，成功就只是完成一点微小的工作。

我隔着桌子，望着对面坐在轮椅上的小女孩和她的父母。眼前的这个小姑娘身体虚弱，疲惫不堪，还长了一个恐怖的肿瘤，这种情况让我很难高兴起来。她是通过另一家医院的外科大夫找到我的，所以我并不是她的第一个"约会对象"。但是，我肯定是她的最后一位大夫，我无法对此感到骄傲，因为面前有一个更重要的问题：我们还有多少时间？

她得了颅咽管癌。这是一种长在大脑中部的、非常危险的肿瘤。它虽然是良性的，但"良性"没有任何意义，因为它长在大脑中间一个很难触及的地方，缓慢却持续地生长着。如果不移除肿瘤，这个小姑娘就会离我们而去。看着她的病历，再看看她的状态，我猜她也许只有不到一年的时间了。

我向她解释了目前的情况。女孩看起来很开朗，接受了自己的命运。和别的家庭不一样的是，她的父母看起来也很平静。可以看出，他们都很享受彼此的陪伴。如果说有什么不同寻常的，那就是他们每次来我这看病的时候都会待上一整天。我很高兴看到这种情况。很多父母在他们孩子的最后时光里，不是浪费大把时间在争吵、吼叫和哭泣上，就是去网上找什么奇奇怪怪的偏方疗法。这都是可以理解的，这是人性，但这些做法也具有破坏性。我敢肯定，当他们回首往事时会感到后悔，"真希望当时我能抓住机会，陪我的孩子好好度过他最后那一点点时光"。这种反思常常使我感慨万千。

这家人似乎早已明晰一切。他们认真地对待每一天，充实地度过每一秒。我真的爱极了他们，所以当不得不告诉他们现实的真相时，我感到无比心碎："实话说，我们没有能力清除所有的颅咽管肿瘤组织。但如果你们允许的话，我也很希望去好好试一下，杀死这倒霉的肿瘤。"

"当然允许，我们三个都会支持你的。"爸爸回答道。

我为她做了几次手术。我花了几天时间探测检查肿瘤、加热消融肿瘤细胞[1]，震动切割肿瘤组织。我敢肯定

---

1. 热消融疗法，一种通过局部加热杀死肿瘤组织的治疗方法。

我做的都是她之前的外科大夫尝试过的，唯一不同的地方在于，月复一月，我仍在努力。我准备一直坚持下去，一次又一次，不论付出什么代价，我只想帮她战胜病魔。

三年之后，我们几乎回到了原点。每次我消灭一块肿瘤，就又长出一块新的。就像打地鼠一样，但后果却比游戏严重多了。我们尝试用放疗方法延缓肿瘤的生长，但也只是延缓，肿瘤还是在不断长大。我们几乎用上了所有能用的和不能用的方法，但仍然没有任何进展，最多只能算是原地踏步，不过这对我的患者而言也已经算是好事了。

我看着她一天天长大，两年，三年，四年，五年……她从未"好转"，但也没有更差。我们做的一切只是让她在可以承受的治疗中维持现状。看着他们一家人之间的交流，是一种非常奇妙的感觉。他们都若无其事地继续生活，就好像这场正在进行的、打不赢的战争从未发生。

他们享受生活，沉醉其中。每一天都是新的：如果他们信上帝，那这就是上帝的礼物；如果他们不信，那这就是全新的一天。

每做几次手术之后，我们都会进行相同的对话："只要你想让我做，我就会一直做下去。除非将来某天，手术的疼痛、不适以及术后恢复的时间让手术不值得继续。"

"我们知道,"妈妈回答道,"我们很感谢你。现在还好,还可以继续。"

就这样,他们继续着,我们继续着,直到那个我们无法回避的时刻终于到来。

那是我们在一起的第6年。情况已经恶化了一段时间,患者的状况不再是停滞不前、原地踏步。手术对她的消耗越来越大,她虽然也在恢复,但比以前慢了许多。

很多化疗病人都是这样。恐怖的治疗让他们之中相当一部分人中途退出。他们宁愿享受最后几个月的"健康"时光,也不愿再忍受月复一月的折磨—病痛—康复—幸福—折磨—病痛—康复—幸福的循环了。

这就是我们和我的小小病人目前正在经历的过程。

"你知道我会愿意再试一次的,"我说,"我会一直坚持下去的。但我觉得现在是时候考虑一下了,让她,让你们所有人经历这些,值得吗?"

我不需要解释,屋子里的每个人都知道我们的现状。7年了,我们用常规的侵入性干预,在绝境中对抗一个致命的肿瘤。只要省略其中任何一个步骤,颅咽管癌就会完全发作,这个女孩会在五六个月之内死去。她一直以乐观积极的态度对待生活，这是所有人能坚持战斗到现在的精神支柱。可是现在，我不那么确定继续下去是否值得了，她的父母也不再确定，而且她自己也不确定了。

"再试一次？"她问道，声音很微弱，但很清楚。

"没问题，"我说，"让我们再试一次。"

六个月后，当我们再次见面时，每个人都知道这是我们最后一次见面了。直到现在我都很难相信，我们当时面对这件事时是那么平静。也许是因为我们都知道，所做的已经足够了。我说过我会永远为他们而战，其中没有欺骗也没有妥协。一段时间之后，当我意识到我已经无法再向这家人提供帮助，而只能让一个年轻女孩承受痛苦时，我不得不提议结束这一切。这就是当时我们的处境。我知道这一点，孩子的父母知道这一点，她本人也知道这一点。

即使在最后一次问诊中，你也无法想象他们经历了什么。这家人的心情是那么放松，每个人的态度都很积极。我发现那个小女孩，其实当时她已经不小了，在我和她父母说话的时候盯着窗外看。

"你在看什么？"我过去问道。

"只是在看那些鸟是怎么飞的，"她说，"它们看着好

333

有意思。"

　　没有了持续的治疗，她最终在六个月后死于肿瘤的无情侵袭。我当时没有收到消息，但几周后我在门诊记录里看到了一个熟悉的名字。当我看到进来的只是她的爸爸妈妈时，便知道是怎么回事了。

　　我一直鼓励那些小病人的家长在孩子去世后多和我联系。正如我一直强调的，他们和他们的儿女一样，都是需要照护的人。我的关心和我的在意，并不会随着手术的完成或一个年轻生命的逝去而结束，精神的创伤比身体的创伤需要更长的时间愈合。

　　"谢谢你们告知我这件事，"我说，"她是个非常棒的姑娘，我真的很抱歉没能为她多做点什么。"

　　妈妈已经哭了出来，爸爸紧挨着她。"我们只是想传个信，"他说，"她想让你知道，她希望我们告诉你。"

　　我看得出来，他正在挣扎。"告诉我什么？"我问道。

　　"告诉你她很感谢你所做的一切，感谢你所有的努力和尝试，"他看向妻子，似乎在寻求精神上的支持，"以及向你道歉，她觉得自己一直没能好转这件事害得你很难过。"

　　我想象着如果她还在的话，肯定会说，"这不是你的问题，是我的问题。"于是，我再也忍不住哭了起来。平时无论多难过，我都会努力忍到病人或者孩子的父母离开之后再默默掉眼泪，但这次我觉得自己扛不住了。当一个人站在死亡门口，还能充满勇气，甚至为别人考虑，这是很难以置信的一件事。她的父母也一样令人印象深刻，至少在我的面前，他们从未流露过一丝愤怒、遗憾或是失望的情绪。

"你让我们可以和女儿一起度过额外的七年美好时光，"妈妈说，"我们真的感激不尽。"

没有人知道自己会如何应对逆境。人们常说的一句话是"战斗或逃跑"，但这句话里的选择过于狭隘了，其实人类的大脑会有很多其他的反应。作为医生，我看到的反应都不尽相同，那些逆境投射的阴影深浅不一，在每个人身上反射出的形状细微又千变万化。不管病人的反应是好是坏，我都必须认真去面对。我觉得，这方面自己做得还不错。

在另一个故事里，我和一个正处于怀孕阶段的家庭建立了一种特别的关系。妈妈已经做完了二十周的标准B超，发现孩子的大脑长了一个囊肿。我和孩子父母都聊过了，并且跟他们说了孩子出生之后的各种可能性。当时情况已经严重到法律允许他们考虑停止妊娠，但决定必须由他们来做。基于我提供的信息，这对父母决定把孩子生下来。我理解原因：他们都很年轻，才只有十几岁；他们很兴奋，仿佛整个世界就在自己脚下。

妈妈分娩之后我立刻去了婴儿特护病房，如果到时候我觉得有必要采取紧急措施，就可以马上行动。察看了孩子的情况之后，我认为可以有几天时间去解决这个问题。如果情况紧急我们能在几个小时之内完成手术，但孩子的爸妈已经经历了几个月的压力和焦虑，现在理应好好陪陪这个刚刚来到这个世界的小生命。

囊肿处于一个难以接近的位置，正好在大脑的中间。那个地方就像《碟中谍》里汤姆·克鲁斯一空降就会触发各种警报的地方。我把其中的风险告知了孩子的家人。

"我们开始之前我也无法确定情况。单从扫描结果看，我觉得我最多只能取出囊肿的一小部分。"

"这是什么意思？"孩子的爸爸问道。

"意思是，年内我们很可能还要再做一次手术。"

不出所料，我们花了好几个小时的时间和精力去接近那个囊肿。幸运的是，孩子对治疗反应良好，我们说了再见，下次手术见。

第二次手术也很顺利。不过大概六个月后孩子的爸爸就不怎么出现了。这对父母没有结婚，我猜孩子爸爸对这事很不耐烦。这算是善意的揣测了，从另一个角度想的话，也许这个孩子妨碍了他的社交。我之前就见过好几个爸爸因为生病的孩子打乱了自己的生活而逃避陪伴问诊。显然，母性的纽带更为牢固，这么多年我只遇到过一次母亲不怎么出现的情况，但那是另一个故事了。

五年时间转瞬即逝，我给这个男孩前后做了17次手术。最后，我不得不做了一个分流术引流一部分囊肿，然后打开了其他的一些后来出现的继发性囊肿。大部分时候我都乐意继续下去，每一次手术都会为这个婴儿和年轻的母亲赢得更多时间，让他们可以一起在没有病痛折磨的情况下去生活、去爱、去成长。然而，这种魔力开始消退，收益递减定律开始抬头。手术之间的间隔变得越来越短，第19次手术距离上一次只有短短六周，手术之后我和那位母亲聊了聊。

"我不确定治疗是否还有效。"我告诉她。她知道这是什么意思。

"我很怕你会说这个。你不愿意再帮我们了吗？"

"我当然会帮你们，你们都是我的病人。但我们以前做一次手术能维持四五个月，现在只有五六周。情况不会好转。你需要考虑一下，是不是想要把你们最后的时光、最后的记忆留在这个到处都是仪器、穿白大褂的人和一堆倒霉设备的地方。"

我没有提到那个"婴儿",即使他已经五岁了,我还总觉得他是个婴儿。他会被插上各种连在机器上的管子。如果可以选择,我不会想要看着我爱的人在这种状态下离开这个世界。

最终,妈妈下了决心。当男孩做完最后一次手术准备回家的时候,我和这个小家伙说了再见,我想这大概是我最后一次见到他了。从某种意义上来说确实如此。

七个星期之后,妈妈联系了我。她的儿子在我们当地临终关怀医院的病床上平静地走了,身边全是他最喜欢的玩具和超级英雄的海报,这听起来令人心碎。

"如果你能来参加葬礼,我们会很荣幸。"

一个葬礼,一个我没能挽救的男孩的葬礼。我辜负了一个家庭,我怎么能去呢?

我想不出世界上有什么画面会比看到一具小小的棺材更令人痛苦。它与自然、生命和希望的本质相悖。作为一个陌生人参加别人家里的活动,即使在最好的情况下也是很尴尬的。在葬礼上,我觉得自己是被整个世界抛弃的那个人。在这里我只认识这一家人,而且这场仪式要埋葬的就是这家人中的一个。

我情愿独自一人站在角落。我觉得自己辜负了期待，我是眼前这些伫立在墓园里的人中唯一有机会阻止那个男孩死亡的，但我没能做到。不过其他人并不是这么想的。孩子的妈妈应该是把我介绍给在场的人了，有个男人走过来，握着我的手对我说："谢谢，谢谢你做的一切。"

　　他不是唯一的一个。人群中有老有少，有男有女，他们都想要为自己能有机会和这位小孙子、小侄子、小表弟或是小朋友一起共度几年时光而向我表达谢意。"没有你，我们连认识他的机会都没有。"

　　*但他死了，我救不了他。*当时我满脑子想的都是这个。然而葬礼上的其他人却不这么想。对他们来说，这不是*失去一个生命*，而是*挽救了一个生命五年的时光*。我看到的是自己在专业上的失败，而他们只看到了成功，这让我在回家的路上泪中含笑。

　　从那之后，我对自己发誓，以后再也不会去参加病人的葬礼，这对我来说太过痛苦、太难以承受了。

第二十章　顾客永远是对的

我的办公室里站着一对夫妻和他们11岁的女儿。这两位成年人正散发出一股足以让雪人打激灵的冷漠。他们双臂交叉，双唇紧闭，目光游移，但偏偏不敢看我。外人看来，大概会觉得我把他们家的猫给吃了。

　　我承认自己习惯了被人尊重。有些人也许尊重得有点过头，我不想这样，但依然希望有人愿意听听我的意见，特别是那些把生病的小孩带过来的家长。这就不得不说到另一类人。可能我的描述有点夸张，但确实有很多人踏入我的诊室时，要么对我能提供的服务心存不合理的期待，要么希望他们的要求有立竿见影的效果。比如，哪怕我还有十多个病人要看、其中有些人更急迫地需要治疗，这些人也并不在乎："你为什么不现在就做扫描？你为什么不能现在就做手术？我连她的睡衣都带来了，为什么你要拖延？你在拿我们孩子的性命当儿戏！"

　　这种人很麻烦。对绝大多数人，我都可以说，"我知道你很着急，我也知道你很担心，但前边还有十几个病人。你的孩子现在是安全的，不会突然就怎么样，等一小会儿不会让他的情况恶化。可不幸的是，这里还有些患者不能再等了，也有人和你是一样的情况，但已经排队等了很久了，我得按先后顺序。你要这么想，没严重到一分钟都等不起，起码是好事，你肯定也觉得能有时间等一下，说明孩子的状况还可以，对吧！"。一般这么说对方就会多少理解了。

但有的人就不听这些。他们大喊大叫，破口大骂，威胁恐吓。你会禁不住去猜测这帮人平时都是干什么的？他们是见谁欺负谁还是只欺负公立医院的员工？接触过四位数的患者之后，我对人性多少有了一些了解，所以，我知道那些真正担心孩子的父母是什么样子，撂狠话并不能证明什么。

扫描并不是拍立得，等待扫描的时间可能得有4到10周，需要麻醉的扫描甚至更久，这对有些人来说是无法接受的。父母有这样的态度显然是因为爱自己的小孩，但这并不意味着他们的孩子在医学或是医院规程上比隔壁或隔壁的隔壁的小病人更重要。

我坐在这对父母的对面，等着他们中的某个人说一点比简单的"是"或"否"更有营养的东西，打破他们嗫着嘴难开金口的局面。之前他们在另一家医院里一个我非常优秀的同事那里看病，现在找到我是为了寻求第二意见。

"要不你们说说为什么决定离开之前的医院来我这儿？"我说道，"那个医生可能是这个领域最顶尖的专家了。"

"他什么都不是，"妈妈说，"冒牌货，庸医，骗子。"

哇。"好吧，为什么这么说呢？"

"首先，他说我们的女儿没有问题。"

"为什么你们不同意这个看法呢？"

"我们谷歌了，她得了查理氏畸形。我们要求治疗，要么我们就去别处。"

太有意思了……原来问题出在这儿。上一家医院的病历指出，扫描结果显示有一个小的查理氏畸形，但并不严重。不严重的意思是指，这和病人的症状没什么太大关系。女孩确实不舒服，伴有呕吐的症状。她还很生气，很烦躁，有很多行为上的问题。但我不能想都不想就听信他们，我需要从头开始确认一下……

"我可以理解为，你们被告知，你们女儿的问题不太可能是查理氏畸形造成的？"我问道。

妈妈把胳膊抱得更紧了，她用刺耳的声音回答："没错，上一个白痴就是这么说的。他早该被开除了。"

343

接下来的五分钟里，他们刻薄至极地辱骂了一个在工作中表现十分出色的人。即使他做得不够好，也不应该被这么谩骂，没人该被这样对待。"不管怎么说……"我接道，"他有没有告诉你们，给你女儿做手术，风险远大过预期收益？"

"他就是找借口。"

轮到我叹气了，"对大脑做手术可不是闹着玩，随时都可能有并发症出现，有些会很严重，甚至可能危及生命。所以除非迫不得已，最好不要到这一步"。

"好吧，可我们认为你必须做这台手术，因为顾客永远是对的。"

"在饭店里可能是这样，但在这个房间里我是专家。你们是来向我咨询意见的。你们也许最了解自己的女儿，但就她的病情而言，我更清楚怎样做对她更有利。"

"我们不这么觉得。我们认为你并不关心我闺女。"

有完没完了？ "听着，"我说，"我不知道你们想听什么。我另一家医院的同事看起来做了很全面的检查。我已经听了你们的描述，也把她从头到脚检查了一遍，我更倾向于那个同事的观点。如果你女儿的情况将来有变化，也许到时候她会需要手术，但不是现在，而且有可能永远也不需要。她的病情非常轻微。"

"哦，是吗？"爸爸充满攻击性地回应，"那你怎么解释其他问题呢？"

*哦，我真希望你问的不是这个。*我面前堆着一大堆这对父母和女儿的心理访谈病历。问题的关键均指向妈妈和爸爸最近的分居。从他们一致对外痛斥之前那个大夫，现在又一起拒绝接受我的建议来看，可能看不出这件事，但我觉得这只是所谓"敌人的敌人是朋友"一类的情况而已。

他们主诉的女儿的病情是在分居消息传出之后开始的。更重要的是，女儿的"病"似乎只在周末和假期才表现严重，在学校的时候却没有，和爸爸在一起的时候似乎也没什么问题，连我都能看出这个规律。女儿把父母的分手归咎于妈妈，只要和妈妈在一起，她就会有问题，不在一起就好些。*这很简单，亲爱的华生。*

唯一的问题在于，孩子抱怨身体不适。虚弱，平衡问题，头痛，吞咽困难，咀嚼问题，语言问题，视觉重影……她提到了以上几乎所有的症状，而这些症状刚好对应着一个有许多医生正在研究的疾病。

我还是为女孩安排了扫描，主要是为了检查得全面一些，这也为我赢得了一点时间。其实看之前的医院拍的片子就已经足够了，影像已经证实了孩子的查理氏畸

345

形并不严重，至少没严重到会引起这个女孩儿之前主诉的各种症状。

　　我最不想做的就是把这个孩子直接送回去，尤其是送回她父母手里。医学中有这么一种情况：有功能性异常的孩子，如果被不同的人反复多次问到同一个问题，就会开始把问题纳入答案里。

　　比如：

　　"你冷吗？"

　　"不冷。"

　　……

　　"你冷吗？"

　　"不冷。"

　　……

　　"你冷吗？"

　　"不冷。"

　　……

　　"你冷吗？"

　　"不冷。"

　　……

　　"你冷吗？"

　　"冷。"

这不一定是误导。只是孩子会把他们认为大人想听的话告诉了大人而已。我见过几十个病人，他们直接从公立医疗系统的在线网站甚至维基百科上死记硬背自己的症状。客观地说，维基百科上的定义有时候还更清晰些。后来我学会了在接诊一个新的病人之前，先去查查这些网站是怎么说的，以此确定患者不是在跟我"背诵"症状。

我和这个女孩聊得越多，她的回答就越矛盾。我注意到，她在听她妈妈的提示。不仅是那些不太好回答的问题，连一些诸如首次出现症状的时间这类很直接的问题，女孩也会去寻求妈妈的帮助。我对这家人的情况渐渐明晰起来，虽然不想干涉别人的家事，但我依然想帮帮他们。

我还没说完，女孩的家长就开始插嘴问问题了，其中大部分都无关紧要，和我也没什么关系。当他们意识到我已经下定决心不给女孩进行手术之后，提问变成了指责："我们为什么要来这？真是浪费时间！你应该帮我们的，你根本不是个医生，你就是个骗子。"

不管告诉他们多少次这个女孩的状况很好，不需要做手术，他们都不会听。他们不想听。爸爸对妈妈大发雷霆，说女儿应该永远和他住在一起，因为女儿很明显不喜欢和她住。妈妈让爸爸滚一边去，说他让她们娘儿俩都很失望，如果他是个真男人就该把我搞定。

于是，爸爸猛地起身站到了我的桌前。他指着我的脸，开始对我大喊大叫。一瞬间，屋里的两个成年人都大声吼起来。这时候门开了，我的一个同事震惊地看着男人正在对我做出咄咄逼人的手势。他用口型对我说："我是不是该叫……"

"没事，我还好。"我打断了他，但并不知道自己还能坚持多久。

说完我站了起来，这可能是个错误的举动。我身高超过6英尺，不过面前的男人比我高几英寸，看起来更强壮些，而且正处于暴怒之中。他的脸离我很近，我能感觉到他的呼吸，唾沫飞溅到我身上。他大吼大叫，赌咒发誓，威胁我说如果不给她女儿做手术他就会把我怎么样。

我相信这个策略曾对很多人奏效。如果我不是这么高，如果我对这种社交中可能出现的攻击性行为还没习以为常，一定会非常害怕。也可能是因为我太蠢了，没有意识到自己正面临的危险；又或者是因为能够毫发无损地从格拉斯哥这种危机四伏的地方平安归来，给了我一种迷之自信。当然，出手的不见得是这个男人，他的

348

妻子也像他一样蠢蠢欲动，随时可能发起攻击。但我还是更关注他和他的拳头。

医疗是一个充满压力的行业，这也不是我第一次遇到暴力威胁。一般情况下我都能说服那些充满攻击性的大人，把他们从暴力的边缘拉扯回来。我相信这次自己也能做到，但我没有得到开口的机会。孩子的妈妈突然觉得受够了，拖着女儿大步走到门口，并且要求她的前夫也一起走。他们刚拉开门，我就看到我的同事带着两个人高马大的保安过来了。他们在这家人往外走的时候，退到了一边。

我再也没有见过这家人，但我会祈祷他们后来也没有遇到愿意做手术的外科医生。也许在未来的几年里，这个年轻的姑娘将需要手术，但现在她更需要的是心理上的帮助，避免卷入相互仇视的父母的战火之中。不过他们寄给医院的投诉信里并没有提到这一点……

第二十一章　上次你就是这么说的

每位患者和家属都是不同的，就像每一天都是独一无二的。考虑到和大脑相关的疾病就那么几种，细细想来这种不同其实挺神奇的。

　　一个18个月大的婴儿被从附近的医院转了过来。她之前突发昏厥和癫痫。我和我的同事们在电话里给出了诊断并安排了紧急手术。从原医院发过来的扫描结果看，婴儿有动静脉畸形。

　　动静脉畸形患者出现昏厥和癫痫的时候，相比于出现其他情况对救治时间更为敏感，因此她一到医院我们就得马上开始手术。刚接到电话的时候，我正准备下晚班回家，三个小时后却全神贯注地为夜班做起了准备。幸运的是，我并不是孤军奋战，那时的主治蒂姆一直陪着我（他现在已经是一名顾问医了）。蒂姆像一只辛勤的蜜蜂，忙着联络各个部门，为即将到来的患儿做必要的准备。紧急手术之前需要准备好病人的扫描结果、安排手术室、找到几个可以协助的护士、备好手术设备、通知麻醉大夫，还要填一堆表格。蒂姆总能搞定这些事情，而我需要给家里打个电话，告诉她们我暂时回不去了。

现在是晚上10点，婴儿20分钟后到。我让团队跳过了查房、门诊等其他步骤的干扰，直接走"世卫单"的简易流程。

"好了，"我对大家说，"以上就是我们要面对的情况和需要做的事情。现在告诉我，你们各自负责什么。"

确认了其他人也都像我一样准备好之后，就只需要等主角出场了。

孩子父母到的时候泪眼婆娑，惊慌失措。跟着救护车一起过来的家长很多都是这种状态。我想直接从他们那里了解孩子的完整病史，但还是让蒂姆负责去和他们谈话。主治医师应该在这个过程中学习和提升。父母讲述的和孩子之前所在医院给出的描述一模一样，前一分钟婴儿还好好的，下一分钟就倒在了地上。扫描结果显示，她的大脑顶部附近有个血块。

我在手术室里又看了一遍扫描结果。以前这些图片是被钉在墙上的，但在如今这个计算机普及的时代，扫描图片都打在显示器上，一次只能看一张，然后再切换到下一张。这肯定比打印出来省钱，但效率就差远了。谁有时间在手术室的笔记本电脑上来回切换照片呢？

我们开始准备做血栓/动静脉畸形的治疗。麻醉大夫把病人推进来的时候，我又确认了一遍手术室里的状态。

"大家都准备好了吗？"

全员就位。

十五分钟后，我打开了她的头骨，一路杀到了血栓的位置。这次运气不错，手术可以直抵病灶。血栓不小，大概有5厘米宽，常规操作就可以把大部分都取出来。手术工具在我右边摆得整整齐齐。蒂姆几乎和我头碰头，维持着切口打开的状态。他和我们一起工作了六年，现在配合得可谓天衣无缝。实习医师在蒂姆身后来回查看着显示屏、心脏监护仪和手术切口。他和我期待的一样，正在努力学习着。

实习医师偶尔也会提些问题，能回答的话我会回答。"能"的意思是如果当时的情况让我有讲解的时间。如果我正在进行一项非常容易出错的操作，就不会跟别人说话。这不是针对谁，而是我那时候可能压根儿没听到有人提了问题。

现在的首要任务是清除游离的血栓，同时要避免碰到它下边随时可能出问题的血管。移除开始，我一次切一点点，清理出一块区域之后，就让蒂姆接着做下去，不过我的眼睛一秒也没有离开那个血块。

我们干了一个多小时，直到蒂姆看着显微镜问："你觉得这是怎么回事？"

我已经在他身后大屏幕上的影像里看到了。不对劲。我们已经取掉将近一半的血栓了，就在这时，蒂姆看到了一些不一样的东西。

"可恶，"我答道，"我们遇上特洛伊木马了。"

"我觉得也是。"

有个东西从我们关注的手术区域里暴露了出来，血栓里还藏着别的东西，紧贴着它的边缘。我把工具探了进去，尽量切下一块，然后用镊子取了出来。我拿着它对着光看，蒂姆也在一旁观察。

"肿瘤？"他问道。

"太对了。"我把它拿给房间里其他人看，"希望你们今晚没有别的安排……"

这是个不幸的发现——小姑娘长了一个肿瘤，肿瘤磨损了血管，导致血管破裂。肿瘤本身在外观上和周围的大脑组织几乎没有差别，所以一旦有血栓形成，单看扫描结果很容易被忽略。原来的医院的确做出了正确的诊断，只是不够完整而已。

既然发现了肿瘤，整个手术的重心就改变了。前一分钟这台手术还只是一个用特定器械做的血管手术，下一分钟就变了样。

首先要做的是让器械护士把肿瘤样本打包。我对实习医师说："把这个送到病理科去，让他们马上检查。如果有任何问题，立刻给我打电话。"

他拿着样本跑出去，不得不在大半夜去找一个病理专家过来干活儿。考虑到成本收益，病理科的同事如今拿的薪水不再让他们可以随叫随到了。遇到现在这种特殊情况，真正把他们从床上薅起来干活的只有他们的职业精神。他们从不会拒绝，这是真正的敬业。

原来很简单的血栓切除术变成了肿瘤切除术。好在一切都很顺利，我们尽可能做了切除，手术过程中没有遇到任何问题。像往常一样，我们只有等到孩子醒过来才能知道手术做得成不成功。

婴儿醒来的时候，我松了一口气。因为手术入路靠近她头盖骨底下一个我们称之为"运动带"的地方，那里是大脑控制对侧身体运动的区域，所以她身体一侧有点虚弱，我肯定她会在几个月内恢复正常。

虽然已经很晚了，但当我找到婴儿的父母时，他们都还醒着。他俩显然对那个血栓心有余悸，在过去的两个小时里大概都没坐下过。当我告诉他们术中发现了肿瘤时，就像对着他们的肚子狠狠打了一拳。紧张和肾上腺素给他们带来的亢奋在一秒钟内消失殆尽。

"肿瘤？"妈妈开口了，"她得了癌症？她会不会死？"

我解释说，我们做了病理切片，已经送去检查了，并且把能切下来的肿瘤都切了。不过，由于血栓引起了大脑炎症，所以这次手术过程中很难找到肿瘤的边缘。

"我们会做一些检查，搞清楚现在面对的是什么肿瘤。如果有必要，等你女儿身体状态好一些，我们会再做一次手术。"我解释道。

实验室传来的消息很不妙。宝宝患有胶质母细胞瘤，这是一种非常恶性的肿瘤。即使发现了它，知道它在哪里，也很难治疗。和其他小孩一样，这个孩子恢复得很快。扫描结果显示第一次手术已经清除了绝大部分肿瘤，考虑到我们最开始并不知道那里有个肿瘤，这已经是个很不错的结果了。但这还不够完美，按现在的情形，就这个患者而言，我认为我们可以再试一次。

等到所有的肿胀和感染消退，孩子可以回来做一个更可控的手术，找到所有隐藏的肿瘤组织，把它们切除。

后来我们也确实这样做了：我们把能找到的、能切掉的都切了，然后给孩子安排了化疗来清除更隐蔽的那部分肿瘤。3个月后，我又见到了她。

这对父母再次来到门诊时，他们就像是最初来到这里的那对年轻夫妇枯萎的影子。我特别希望有一些好消息能宽慰一下他们。幸运的是，还真有：扫描结果显示，肿瘤的残留几乎可以忽略不计。

"这是什么意思？"爸爸问道。

"意思是你们会有一段高质量的家庭生活。你女儿是个坚强的小姑娘，她没有放弃。让我们观察一段时间，之后再做一次扫描。"

三个月后，他们再回来复诊的时候，脚步都变得轻快了些。扫描结果很好，没有复发的迹象。这个孩子像其他蹒跚学步的孩子一样发育正常。我很高兴看到这个结果。她在我的办公桌附近爬来爬去，把东西弄得到处都是，一分钟都坐不住。我感觉孩子的妈妈似乎有点生气，但这时候，谁又会因为这个责怪她呢？

"相信我，"我说，"这是我能想到的最好的结果。请珍惜当下的时光！"

他们听了我的话。又过了三个月，扫描结果还是没有问题。我每次见到他们，这家人都充满生命力。他们总是会带来很多故事，对我细述他们去过哪里，又做了什么。我的病人，这个我第一次见到时距离死亡只有一步之遥的小家伙，正成长为一个聪明而顽劣的可爱小孩。能见证这种变化真的太好了。作为一个家庭，他们没有浪费一起度过的每分每秒。

一轮又一轮三个月的复诊期飞驰而过。我已经开始计划，如果下次他们复诊时还一切正常，就把复诊周期改成六个月。虽然我很喜欢他们充满乐观情绪的回访，但也没必要每个季度都要他们来医院折腾一次。

但不幸的是，我没得到把这个计划付诸行动的机会。在她第一次来我们医院之后不到一年，我们就不得不把坏消息告诉她的父母。

"我很抱歉，但扫描结果显示那个肿瘤卷土重来了。"

"她会死吗？"妈妈问。我的小病人看着我们对话，但没有参与讨论。她一直听着这样的对话成长，她的父母希望让她经历这些对话，但她自己并没有意识到问题的严重性。

"短时间内不会，"我说，"因为我们会一起帮她对抗肿瘤。"

我们确实做到了。但第二次手术比第一次更难。在我之前切除肿瘤的地方，脑组织上留下了瘢痕，让某些地方的肿瘤特征几乎不可能被辨认出来。即使我们动用所有的设备，哪怕用上卫星导航和超声波定位，也很难从大脑中找出肿瘤。

于是，我不得不回到最基本、最传统的方法——边做边看。我会先从我不确定是不是肿瘤的部位取一小块组织样本，把它飞速送到实验室，并且附上一张便笺问他们"你觉得这是什么？"然后在消息回来之前处理一些我有信心辨别的部分。回来的消息要么是"我们觉得这是肿瘤"，要么是"这个看着像瘢痕组织或是大脑，得小心点"。我们和实验室之间的来来往往明显增加了工作压力，也减慢了手术进程。但多亏了音乐的存在，每个人都能集中精神。皇后乐队，永远的神。

我们成功挺了过来，大家都觉得这是一次成功的手术。然而三个月后，孩子开始出现虚弱的迹象。她在第一次手术后表现出的强韧的恢复能力这次并没有出现，有什么拖了她的后腿。我们又做了一次扫描，结果显示肿瘤侵袭到了大脑里新的地方，而且位置更深。

"这和预期结果完全不一样，"我向孩子的家人解释，"我希望再做一次手术，试试多切掉一些肿瘤。"

"这会伤到她吗？"妈妈问。

"好问题。如果没有必要我绝不会建议手术，风险太高了，但我觉得我们别无选择。现在肿瘤正在持续生长，这样下去会威胁她的生命。"

"如果你确定就做吧。"爸爸说。

"我确定。但我认为我们都应该明白，这是最后一次手术了。"

房间里安静了下来。大家都明白我是什么意思。我们都意识到，如果我不能在第一次或者第二次手术里消灭所有肿瘤细胞，那么在接下来的几次手术里有这种好运的机会就会越来越少。不过消灭肿瘤也不是唯一目标，我还想给大脑腾出一些空间，因为她正在接受的化疗有一些副作用，会引起脑组织肿胀。我们做了力所能及的工作，但也知道这还不够，长期来看是不够的，不过这并不意味着我们已经穷尽了所有办法。

下一阶段是强放射性治疗。我的肿瘤科同事提议一种新的质子束疗法，它在面对一些侵略性很强的肿瘤时展现出了很好的效果。唯一的问题在于，这项技术非常昂贵，以至于在英国压根就没有。

英国公立医疗系统的一个伟大之处在于，它鼓励我们这样的从业者承认自己的局限。如果我们做不到某件事，就去寻找能做的人。治疗也是如此，如果我们因为缺乏设备提供不了某种治疗，但医院的专业团队认为这个疗法有益，就可以选择在其他地方付费治疗。其中的关键在于，医院里的专家必须认可这个疗法是有益的。显然，这是为了阻止把病人送去德国接受水晶疗法之类的东西。

于是，这个小宝宝和她的父母坐飞机去了佛罗里达。结果还不错，跟我们预期的一样，肿瘤在之后的几年时间里停止了生长，这家人在一起度过了一段美好的时光。

可悲的事还是发生了。我们在手术成功后要维持很长时间的定期复查是有原因的，像胶质母细胞瘤这种致命的东西永远不会退散。在最后一次看到肿瘤之后将近两年，扫描结果上又一次出现了熟悉的画面。事实上，我看到这家人的时候就有所怀疑，因为那个聪明漂亮、能量满满的小家伙已经不是曾经的她了。她微笑着聊天，但我能看出她很刻意。我无法判断她的父母是不是意识到了她病情的恶化，有时候当局者迷，越是身边的亲人越难注意到那些细微的变化。

作为一个隔一段时间才会见她一次的旁观者，我是能感觉到有些不对劲的。她不亢奋的时候有点过于无精打采了。如果不直接和她说话，她很快就会昏昏欲睡。因此，当我看到新的扫描结果显示肿瘤复发并对她的大脑造成了挤压时，并没有感到惊讶。

我们真的很想避免跳回到手术方案。有一些正在进行的很有前景的化疗临床试验，在三四年前我和这家人建立诊疗关系的时候还没出现，这些都是可供考虑的选择。

"如果你愿意，我可以跟负责临床研究的肿瘤科团队谈谈，让你加入临床试验。"我的肿瘤科同事对他们说。

这家人从未动摇过。

"告诉我在哪签字。"爸爸回答，他和以往一样积极，"不管这个新方法是什么，只要它能给我们更多时间，我们就会做。"

他说的话一针见血。作为父母，他们只希望能和年幼的女儿分享每一个可能共度的时刻。但这么长时间的治疗足以让他明白，生存时间并没有生活质量重要。只要这些新的化疗实验不会给他女儿带来不必要的痛苦或者过度的不适，他和妻子会希望为他们的孩子尝试一切。这在我看来非常合理，也是我做出下一个决定的原因。

"与此同时，在我们准备各种材料和排队的时候，"我说道，"我想再做一次手术看看这个新长出来的肿瘤。如果我能尽可能多切下来一些肿瘤组织，就能少做一些化疗。这真的是我最后一次手术了。"

全家人都笑了。"你上次就是这么说的，"妈妈笑着说，"我们会记着的哦……"

她说得没错。我确实说过，而且当时我是认真的。我之前认为，没有理由让女孩反复承受手术的风险和手术康复过程的折磨。那有什么变了呢？主要在于我的病人。她在我面前正常而充满活力的一面，与她略显灰心无精打采的一面，之间的反差令人心痛。我想试着缓解她的大脑受到的挤压，这样她也许就可以恢复正常。更重要的是，在开始化疗之前，让她尽可能健康强壮会很有帮助。

"再试一次，"我最后说，"这绝对是最后一次了。"

"好好好……"

这次手术最核心的任务就是改善女孩的病情。我希望能让她重拾过去几年拥有过的生活质量。我很幸运能够见证她和家人共同度过的那些美好时光，这段经历告诉我，如果我们做了正确的事，一个病人能够展现出多么巨大的潜力。这让我有了目标。

不幸的是，一进入女孩的大脑，我就发现我们面对的情况有多么糟糕。这是全新的进化了的胶质母细胞瘤，你可以叫它肿瘤2.0，它紧贴着大脑中央的一根大血管，这使得切除肿瘤的可能性受到严格限制，让我只敢攻击肿瘤的主体而不敢触碰其边缘。我能做的仅仅是用钝器简单粗暴地移除一部分肿瘤，却不得不放任边缘的肿瘤细胞继续侵入大脑的罪恶之旅。

所有事情看起来都不好。手术切除不顺利，预后也不好。肿瘤正在边缘系统扎根，那是大脑处理个性和情感的部分。就是这部分让我们成为一个真正的人，而不是一个单纯的人形生物；也是这里让这个小姑娘成为一个独一无二的女孩。对那些已经嵌入她大脑深处的肿瘤，我是真的无能为力了。大脑里有太多重要到不能触碰的地方，我不会不自量力地冒险。可这样下去，她的记忆和性格会改变，她的家人所了解和喜爱的那个小女孩将开始消失，这一切都只是时间问题了。

不过，我不会放弃她和她的家人。在那天收工之前，我还是尽可能地多取出了一些肿瘤。"绝对是最后一次了……"

当然，那并不是最后一次。化疗六个月后，我看到女孩儿的状况又一次恶化。所以我和她的家人聊了聊，问他们是否想让我再试着为他们争取几个月的高质量的生活。

他们同意了，告诉我："只要你能让她情况变好，就继续。"这正是我的想法。

可是不幸又一次降临了，虽然手术之后女孩确实和以往一样恢复了健康，但持续的时间却短了许多。肿瘤在大脑里嵌得太深了。为了对抗化疗的副作用，她还服用了大量类固醇，这使得她体重飙升。加上后来复诊时她性格的变化，我几乎在身体和精神上都认不出她了。

作为医生，当我的病人在接受治疗后恢复的时间，已经大于术后可以拥有的高质量生活的时间，那我就要想一想，我所做的一切实质上是为谁而做？毕竟，这已经不单纯是关乎病人自身的问题了。

我能感觉到风雨欲来。我和肿瘤科的同事聊过，他说，化疗没能阻止肿瘤对女孩大脑的侵袭。这个小女孩应该马上再来一个疗程。

"你觉得她扛得住吗？"我问道。

在门诊候诊的那个无精打采、毫无生气的小女孩的形象跳进了我们的脑海。

"说实话，"他说，"我不确定她能行。"

虽然我们的治疗方法不同，但目标是一样的。我不知道我还能和那个小女孩儿说多少回"再试一次"。当我看到一次手术能带来的变化有多大，看到接下来的半年或者一年里她的生活有多么愉快、多么充满乐趣，我就会忍不住坚持下去。这简直就像是吸毒：再来一次，就一次！可残酷的现实是，我无法再为她换来一年的健康生活，而是只有区区一个月，运气好的话也就是再多个几周。即使如此，也还是有副作用的。那个让我引以为傲的、光芒四射的假小子，可能再也回不来了。

当我把这个消息透露给这家人时，我告诉他们，在我们看来，继续手术实际上已经是不人道的了。

我不知道孩子的父母会作何反应，要知道他们之前一直热衷于寻找每一种途径、每一个医学上的可能去救治她。但这一次，他们认可了我的想法。

"我们看得出来她没有好转，"爸爸说，"我们不想因此给她带来任何痛苦或者不适。"

"我们已经有了一段美好的旅程，"妈妈补充道，"现在我觉得我们需要接受它即将结束的事实了。"

他们真的非常勇敢，也很成熟。他们本来是全力以赴的急先锋，现在却突然接受了现实并对我说"好的，我们的时间到了"，这个转变的过程令人印象深刻。对他们而言，对我而言，重要的不是时间或是寿命的长短，而是孩子生活的质量。他们和一个本来连两岁生日都没机会过的小女孩一起度过了美好的七年。他们知道这一点，他们很感激有这个机会。而且，病人自己也是这样。

"如果我不需要继续做手术，还能再见到你们吗？"

小姑娘突然问道。

"可能不会，"我答道，"除非你下次生日派对的时候邀请我过去。"

"哦不要，杰伊医生，你太老了！"

这家人回到了他们当地的医院，那里的辅助治疗非常好。之后，当时间到了的时候，他们在家里接受了临终关怀。

一个小女孩的去世当然令人难过。但是，正如她父母一再指出的那样，她本来应该在六年前就走了。如果不做那次检查，血栓就会把她带走。实际上她是被第二个致命因素杀死的，这证明了她实际上是多么坚强和幸运。小女孩和她的父母都认为，每一天都是命运额外的馈赠，他们要尽最大努力充分享受这来之不易的时光。

所以，是的，哪怕我们给了她五倍于预期寿命的时间，这个孩子最终还是离开了。我们只不过让她和她的家人能够一起享受几年的时光，享受充斥其间的美好回忆、经历和冒险。七年的时间并不长，但这家人充实地度过了每一天，用他们的双手挤出了时间海绵里的每一滴水。

我时常会想，能做到这一切，能在这中间发挥自己的作用，能亲眼见证人类之所以为人的最好一面，这算不算是一件很伟大的事情呢？

　　我想是的。这么看来，我也是一个非常幸运的人。

致　谢

　　我很喜欢现在的工作。我正处在一个很难得的状态，每天工作的时候都在向前看。在我整个顾问医的职业生涯中，只有两天我不想去上班，因为那两天之前都有患者在手术室意外死亡，所以不想上班也应该可以被理解。

　　我很荣幸自己有机会认识那么多独一无二的患者和他们的家人，很荣幸自己可以走进他们的生活，可以在力所能及的地方为他们提供帮助。我也很高兴有机会教导和培训下一代医生，我一直鼓励他们不要光盯着疾病，而是要关注病人的整体情况。

　　借着这个机会，我也想向我的父母和哥哥表达感谢。他们爱我，保护我，让我有机会当一个任性的孩子。我也要感谢我的朋友们，医生朋友和不是医生的朋友，他们塑造了我健全的人格。

　　在照顾患者的时候，我的背后有一整个团队给予支持。去过医院的人都知道，一个单枪匹马、没有团队支持的医生，是什么都干不了的。我真的非常感谢我的同事们，包括儿科神经外科医生塞伦德拉、阿梅迪奥和蒂姆，还有整形外科、肿瘤科、麻醉科、重症监护室、儿科和放射科的同事，他们是医院的基石，照顾了无数的患者。我永远都要感谢我在病房和手术室的护士团队，要是没有他们，我们可怎么办啊！他们是直接照顾患者、守护患者生命的人。我还要感谢医院里那些能够缓解患者内心恐惧的专家，心理学家、理疗师、职业治疗师，以及语言治疗师，他们总是在我尽了最大努力之后给予患者最好的护理。还有，也不应该忘记所有的搬运工人、清洁工、厨师、管理员和经理，不要忘记所有的无名英雄。

当然，最后还有我的妻子和三个女儿，她们在我的至暗时刻为我点亮了希望。

是他们让我得以成为一个真正的人。

附　录

表1　英国医生职称

医生职级划分（2005年以后）	医生职级划分（2005年以前）[a]
见习医师（第一年）	见习医师[b]
见习医师（第二年）	高级住院医师[c]
专科实习医师（低年资）	
专科实习医师（高年资）/主治医师[d]	主治医师/专科实习医师
临床研究员	
顾问医师	顾问医师

a. 2005年英国出台了医疗执业现代化指南（Modernising Medical Careers, MMC），规范了医生培训阶段和职称。

b. 作者从医学院毕业是在2005年以前，当时毕业后培训（类似于国内医生的规范化培训）时间为一年。2005年以后，毕业后规范化培训时间延长为两年（FY1和FY2）。这一阶段类似于国内的见习医师/住院医师。

c. 高级住院医师，2005年以前完成规范化培训后即可提升为高级住院医师，需要更多地参与到医院事务中，并要轮转确定科室。2005年以后，高级住院医师可指代第二年的见习医师或最初两年的专科实习医师。

d. 从专科实习第三年（部分科室第四年）开始，即为高年资专科实习医师，也可称为专科注册医师（Specialty Registrar），由于工作内容更接近于国内的主治医师，因此本文统一翻译为主治医师。

表2 世界卫生组织手术安全清单（世卫单）

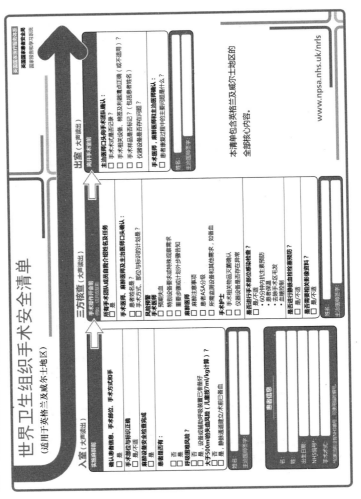